今日から使える
薬局栄養指導
Q&A

著 成田崇信 名取 宏

Kinpodo

序文

　全国の薬局数はここ 20 年で大幅に数を増やし、今ではコンビニエンスストアの数を上回る 6 万軒にものぼり、調剤や薬の販売だけでなく食料品から日用品まで取り扱い、地域の高齢者向けの健康カフェなど交流の場としての役割も期待されています。大手ドラッグストアチェーンでは管理栄養士の採用も行っており、薬局での顧客に対する栄養相談ニーズの高まりが感じられます。多くの店舗では薬剤師や登録販売者が顧客の栄養相談に対応していることと思いますが、栄養学や食事療法の知識が十分にないままに相談を受け、答えを返すことに不安を感じていたり、どのような答えを返したら良いか悩んでいる人も多いことと思います。

　本書では、病態栄養の基本的な知識については必要最小限にとどめ、薬局での栄養相談で求められる知識はどの範囲だろう？　相談者が本当に欲しい答えや解決策は何だろう？　相談者のニーズを引き出すためにどんな質問をしたら良いのだろう？という、筆者が栄養アセスメントを行う上で大切にしていることを優先順位の高いものからなるべく多く盛り込むよう心がけました。

　本当に役に立つ栄養相談の本をつくろうというコンセプトで執筆してきましたが、筆者の期待通りの仕上がりになっているかは、手にとってくださった皆様の評価にお任せしたいと思います。ご意見や感想、使用してみて内容の不備や問題の指摘などありましたら、今後の参考としますのでどうぞお願いします。

　最後になりますが、幅広い医療知識も求められる薬局での栄養相談本は共同執筆者である、名取　宏氏に感謝の意を捧げたいと思います。本を書き始めてすぐ編集者にこれは無理だと泣きを入れる前に、ダメ元で相談したところ、執筆を快諾してくれました。もしもそうでなかったら本書は日の目を見ることがなかったでしょう。特定保健指導の項目を執筆いただいた青木淑恵氏にも筆者が未経験の分野を知ったかぶりで書かないで済んだことを感謝しております。

2022 年 1 月

成田崇信

患者さんの食への関心は高く、そのため食事や食品に関する健康情報はあふれています。しかしながら、週刊誌、テレビ番組、インターネットニュース、一般書籍などには不確かで不正確な情報がたくさんあります。古くからある迷信のたぐいから「がんを治す」と称する怪しい情報までさまざまです。糖尿病や肥満をはじめとして食事が病態に直結する疾患は多くあり、また、治療だけではなく予防にも広くかかわってきます。食に関する不正確な知識は患者さんの健康に悪影響を与えます。

　診察室において患者さんからご質問してくだされば訂正する機会がありますが、混んでいる外来では遠慮している患者さんもいらっしゃるでしょう。それに、医師は疾患をメインに考える傾向があり、「体重を減らしましょう」「塩分控え目に」「バランスよい食事を」などと言うだけで、では具体的にどうすればいいのかといったアドバイスは苦手です。

　そこで栄養指導が重要になります。とくに薬局における栄養指導は、外来の患者さんに食に関する正確な情報を伝えるのに大きな役割を果たすことができるでしょう。栄養士や薬剤師が関わることで、疾患だけに注目するのではなく、患者さんの生活習慣や嗜好に配慮したより細やかで具体的なサポートが期待されています。薬剤と食品の相互作用など、薬のスペシャリストである薬剤師が専門性を発揮できる場面もあるでしょう。

　薬剤と比べて、食事や食品が健康に与える影響は介入試験で検証しにくく複雑で、エビデンスは限定的です。一方で、食事に対する適切な介入は、副作用は少なく、コストも小さく、長期間にわたって健康状態を改善する力を持っています。利用可能なエビデンスをしっかりと把握した上で、エビデンスのみにとらわれることなく患者さんの価値観や実行可能性も配慮した栄養指導を心掛けたいものです。なるべく食の楽しみを損なうことがない栄養指導は長続きし、患者さんを助けることになるでしょう。

　薬局においても食に関する情報を気軽に得ることができれば、患者さんは不正確な情報源に頼らなくても済みます。多職種で連携してよりよい栄養指導を目指しましょう。本書がその助けになれば幸いです。

2022 年 1 月

名取　宏

CONTENTS

COLUMN

Part

1

栄養学の基礎

1

1日3食
食べないとだめですか?

- 朝食を摂ることは健康上有益です
- 食欲や時間の点で問題のある人には、簡単なものでもよいので摂る習慣をつくることの重要性を伝えましょう

管理栄養士の立場から

朝食と糖尿病

　糖尿病の人では、食後高血糖抑制に朝食を摂ることが効果的であることが研究により明らかになっていますが[1]、類似の研究でも同様の傾向がみられるため、これらの知見を踏まえ、実際的なアドバイスを考えました。

　朝食の欠食は糖尿病発症のリスクを高め、悪化の原因になることもそうですが、セカンドミール効果や、私たちの身体の生理的な特徴を考えても、多くの人にとっては1日3食食べるというのは合理的な方法であると考えられます。

　同じ栄養摂取量であれば、一度にたくさん食べるほうが、消化管にかかる負担も大きくなり、大量のグルコースを細胞に取り込むためのインスリンの需要も一気に増えることが予想されます。インスリン抵抗性のある糖尿病予備軍の人では処理が追いつかず、食後高血糖が起こりやすい状態になることでしょう。糖尿病の治療が必要な人だけでなく、糖尿病予防を考えれば食事

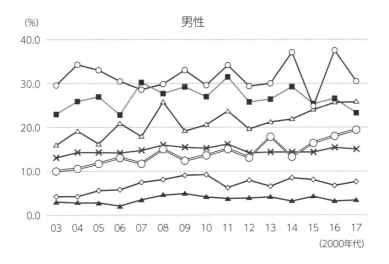

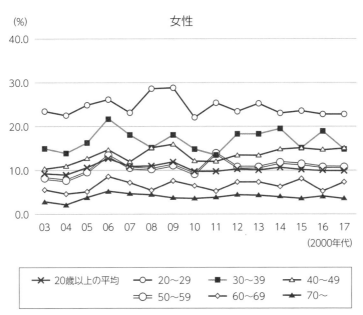

図1-1-1　朝食欠食率の推移
（厚生労働省．平成29年国民健康・栄養調査より作成）

は3食に分けたほうがよいでしょう（血糖曲線下面積の差以上に体に悪影響を及ぼす可能性が示唆されます）。

朝食の欠食というと若い人の問題というイメージがありますが、国民健康・栄養調査のデータ（図1-1-1）を見ると、若年層だけでなく、中高年層の欠食率が高くなってきているようです。

朝食欠食率の推移

おそらく、中高年層の朝食欠食者は若い頃から朝食を食べる習慣がなかった人たちと考えられます。これから朝食欠食は幅広い年代の課題になってくるでしょう。相談者の生活スタイルを考慮した食生活のアドバイスが必要になります。

質より習慣

朝食を抜いてしまう人の多くは、本当は朝食を食べたほうが体によいとわかっているけれど、なんらかの理由で食べることができていないと考えてください。

栄養バランスのとれたしっかりとした食事を勧めるようなハードルの高い目標を示さないことが大切です。まず、対象者のライフスタイルや調理のスキル、食欲や健康面の情報を確認しましょう。負担の大きい提案は継続が困難です。

栄養相談での朝食アドバイス事例

就寝中には、寝汗をかかなくても不感蒸泄により水分が失われるため、食事をしないまま活動を開始すると脱水を起こす危険があります。朝食を食べ

ると不調をきたす人でもスープや牛乳、果物など負担にならない範囲で水分
を確保するように伝えましょう。

◉ 朝に時間を確保することが難しいケース

　ご飯にみそ汁、肉や魚のおかずに野菜と、しっかりとした食事をというプ
レッシャーになっている人も多いようです。ちゃんと食べなければと思うこ
とがストレスにもなりますので、まずはお腹になにか入れてあげること、次
に栄養も少し意識をしよう、ぐらいでよいことを伝えましょう。

◉ 調理や食事の時間の確保が難しいケース

　市販の食品を一品とるだけでもある程度お腹を満たすことができます。バ
ナナや菓子パン、おにぎり、納豆ご飯、卵かけごはん、お粥、コーンフレー
ク、冷凍肉まんなど、まずはこのようなものでよいという実例を示しましょう。
欠食が当たり前にならないように、必ずなにかは口にする習慣をつくること
がとても重要です。栄養バランスを重視するなら、薬局でも取り扱いの多い
カロリーメイトやメイバランスなどを勧めるのもよいでしょう。

◉ 早朝に食欲がでないケース

　軽いものを一品でもよいのですが、通勤や通学途中、または学校や職場に
着いてから食事をするのも選択肢の一つです。体を軽く動かすことで空腹感
もでて食事も美味しくなるかもしれません。

◉ 時間はないけれどしっかりと食べたいというケース

　パンやおにぎりと汁物をベースにレトルト食品を一品加えると、時短だけ
れどしっかりとした食事が摂れると思います。前日と同じものでも苦になら
ない人であれば、夕食を多めに作り、あらかじめ冷蔵保存をしておくのもよ
いでしょう。

◉ 子どもに朝食をしっかり食べさせたいケース

　子どもの朝食の欠食は深夜の過食の影響が大きいという報告もあります。塾や部活で帰宅が遅くなると生活時間がどうしても夜型にずれてしまい、夜食を摂る子どもも多いようですが、寝る前の食事は消化管への負担にもなり、朝にあまり食べたくないという状況をつくるのだと思います。帰宅したらすぐに食事ができるように準備をしておく、遅くなった場合には夕食は軽くする、夜食はお腹にたまらないものにし、夜の9時以降は食事を控えさせるなどの対応も考えましょう。

　子どもが朝食を食べないのは、朝食を食べたくなる環境が整っていないからかもしれません。これは大人にも当てはまることですので、朝食べられない人は意識してみるとよいでしょう。

参考文献

1）Jakubowicz D, et al. Fasting until noon triggers increased postprandial hyperglycemia and impaired insulin response after lunch and dinner in individuals with type 2 diabetes: a randomized clinical trial. Diabetes Care. 2015; 38: 1820-1826.
・Karatzi K, et al. Late-night overeating is associated with smaller breakfast, breakfast skipping, and obesity in children: The Healthy Growth Study. Nutrition. 2017; 33: 141-144.

医師の立場から

　朝食をきちんと食べたほうが健康的だと言われています。

　朝食を食べていないことと、肥満・2型糖尿病・心血管障害のリスク増加との関連を示す観察研究は複数あります。朝食欠食は、非健康的な食生活や睡眠不足などの他のリスク要因とも関連しており、相関関係があるからといって直ちに因果関係があるとは言えないものの、介入試験や生理的メカニズムの知見を合わせて考えると、やはり朝食を食べたほうが望ましいとかな

りの確信をもって言えます。

2型糖尿病の場合は

　一例として2型糖尿病を考えましょう。あるコホート研究のメタ解析によれば、年齢・BMI・アルコール摂取・喫煙・摂取カロリー等の交絡因子を調整した後の朝食欠食の2型糖尿病発症の相対リスクは1.21倍でした[1]。朝食をきちんと食べないと糖尿病になりやすいというのが素直な解釈です。未調整の交絡因子が影響して朝食欠食が糖尿病の原因であるかのように見せかけているだけ、という可能性を完全に否定することは困難ですが、朝食欠食による血糖値の変化やホルモンの分泌を測定した介入研究は、朝食欠食と糖尿病が相関関係だけではなく因果関係にあることを示しています。

　なぜ朝食欠食が糖尿病リスクになるかの生理的な説明もできます。糖の摂取に対する体の反応は24時間いつでも同じというわけではなく、午後よりも午前中のほうがインスリンや、インスリンの分泌を促すインクレチンの分泌量が多いのです[2]。つまり、同じ量の食事をしても、午後よりも午前中のほうが血糖値は上がりません。

セカンドミール効果

　さらに「セカンドミール効果」といって、朝食の有無や質が昼食後の血糖値に影響を与えることが知られています。2型糖尿病患者を対象にしたランダム化クロスオーバー比較試験では、朝食を欠食すると、欠食しない対照と比較して、同じ昼食でも昼食後のインスリン分泌は低く、血糖値は高くなりました[3]。朝食を食べないことで絶食時間が長くなると膵β細胞の反応が悪くなるようです。

　糖尿病患者であっても、朝食をしっかり食べたほうがよさそうです。ただ

し、すでに糖尿病を発症し投薬されている患者さんにおいては、食事摂取の
パターンを急に変えると医原性低血糖リスクを招くかもしれません。投薬中
の患者さんに対する食事指導を行う場合は主治医との連携を心がけてくださ
い。

　セカンドミール効果は2型糖尿病患者だけではなく健常人にも見られます。
2型糖尿病以外の疾患リスクも考慮するに、朝食を食べる健康上の利点は明
らかです。朝食を食べることで1日の総摂取カロリーが増え、肥満につなが
るという心配もあるかもしれません。しかし、観察研究では逆に朝食を食べ
ないほうが肥満になりやすいことが示されています。単純に朝食分だけ摂取
カロリーが増えるわけではなく、朝食摂取が満足感を高め、食欲を抑制する
効果があることが理由のようです。

参考文献

1) Bi H, et al. Breakfast skipping and the risk of type 2 diabetes: a meta-analysis of observational studies. Public Health Nutr. 2015; 18: 3013-3019.
2) Lindgren O, et al. Differential islet and incretin hormone responses in morning versus afternoon after standardized meal in healthy men. J Clin Endocrinol Metab. 2009; 94: 2887-2892.
3) Jakubowicz D, et al. Fasting until noon triggers increased postprandial hyperglycemia and impaired insulin response after lunch and dinner in individuals with type 2 diabetes: a randomized clinical trial. Diabetes Care. 2015; 38: 1820-1826.

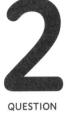

QUESTION 2

タンパク質はなにから摂ったらよいでしょうか?

POINT
- アミノ酸スコア 100 でない食品であっても、複数の食品を組み合わせることでアミノ酸の摂取バランスが改善されることがあります
- 野菜や果物はアミノ酸スコアは優秀ですが、量が足りないので、タンパク質の摂取源としては期待できません
- 成長期の子どもや食事を多く食べられない人は、タンパク質源になる食材を毎食しっかり食べるようにしましょう

管理栄養士の立場から

　タンパク質は、筋肉などさまざまな体の組織、酵素やホルモンの材料であり、エネルギー源としても利用される体にとって不可欠な物質です。体の中で必要なタンパク質はアミノ酸からつくられますが、体の中で他のアミノ酸から合成可能なものと体内で合成できないため食品から摂らなければならないアミノ酸 (不可欠アミノ酸) があります。

　タンパク質の栄養価は、食品に含まれている量と不可欠アミノ酸のバランスで評価されます。

アミノ酸スコア

　タンパク質を構成するアミノ酸は全部で20種類ありますが、体内で他の

表1-2-1　食品のアミノ酸スコアと制限アミノ酸（成人対象）

アミノ酸スコア	食品名（制限アミノ酸）
100	鶏卵、牛乳、獣肉、魚など動物性食品全般、大豆
93	精白米（リシン）
62	れんこん（ロイシン）
53	小麦粉（リシン）
44	トウモロコシ（リシン）
2	ゼラチン（トリプトファン）

（FAO/WHO/UNU 報告（2007年）による不可欠アミノ酸必要量および日本食品標準成分表2020年版（八訂）アミノ酸成分表編 表3より作成）

●食品の組み合わせによるアミノ酸スコアの変化

[例1]
アミノ酸スコア 51 の食パン1枚とアミノ酸スコア 100 の牛乳 150g を組み合わせた場合

食品名	摂取量 (g)	タンパク質 (g)	タンパク質1g中のリシン(mg/g)	リシン量 (mg)
食パン	60	5.3	23	121.9
牛乳	150	5	91	455
合計	210	10.3		576.9

タンパク質1g あたりのリシン　576.9÷10.3=56　　①56
成人のリシンの評点パタン　　　　　　　　　　　②45
アミノ酸スコアの計算式①÷②×100
56÷45×100=124
100を超えているためアミノ酸スコアは100となる

[例2]
アミノ酸スコア 51 の食パン1枚とアミノ酸スコア 100 のリンゴ 100g を組み合わせた場合

食品名	摂取量 (g)	タンパク質 (g)	タンパク質1g中のリシン(mg/g)	リシン量 (mg)
食パン	60	5.3	23	121.9
りんご	100	0.1	52	5.2
合計	160	5.4		127.1

タンパク質1g あたりのリシン　127.1÷5.4=23.5　　①23.5
成人のリシンの評点パタン
アミノ酸スコアの計算式①÷②×100
23.5÷45×100=52
アミノ酸スコアは52

物質から合成できないアミノ酸を不可欠アミノ酸といいます。不可欠アミノ酸は全部で9種類あり、不可欠アミノ酸のどれかが不足してしまうと、体タンパク質合成が十分にできなくなり、成長や健康を損なうおそれがあります。食品中の不可欠アミノ酸の組成を体が必要とする不可欠アミノ酸の割合であるアミノ酸評点パターンというものを基準に比較します。食品のタンパク質のうち、アミノ酸評点パターンを下回るものを制限アミノ酸といいます。制限アミノ酸がアミノ酸パターンに占める割合をパーセンテージで表した指数がアミノ酸スコア（**表1-2-1**）です。

　一般にトウモロコシや小麦などの主食に植物性食品ばかりを組み合わせた食事ではアミノ酸スコアが低くなりやすく、特に成長期の子どもでは、不可欠アミノ酸の要求量も多いため、見かけ上十分なタンパク質を摂取していても、不可欠アミノ酸の不足から栄養不足を招くこともあり注意が必要です。

　参考として、食品のアミノ酸スコア例と、計算方法を［例1］、［例2］に示します。

　現在は、食品の各不可欠アミノ酸の消化吸収率も考慮したアミノ酸スコアの計算方法が推奨[1]されていますが、日常使用されている食品には消化吸収率が示されていないものも多いため、現場でこの方法が使用されることはあまりないようです。

アミノ酸スコアの実際

　前項でアミノ酸スコアについて説明しましたが、最近は栄養指導でもアミノ酸スコアを使用することはあまりありません。貧困や食糧問題などの事情で少量のおかずで大量の主食穀物を食べるような状況でなければ、アミノ酸スコアが低くなることは少なく、現代日本では問題とならなくなったためです。

　タンパク質の栄養で重要なのはアミノ酸スコアよりも、タンパク質の総量

です。野菜や果物の多くは80～100とアミノ酸スコアはそれほど低くありません。タンパク質源としてあまり期待できないのは一般にタンパク質が少ないからです。いくらアミノ酸スコアが高い食品でも、タンパク質が少なければ必要量を満たせません。野菜や果物は水分が多く、タンパク質量も少なめですので、十分なタンパク質を確保するためには、大量に食事をする必要がでてきてしまいます。体の大きい草食動物が一日中食事をしている理由でもあります。基本的にアミノ酸スコアは意識しなくてよいのですが、ゼラチンは例外で、ほとんどタンパク質からできている食品ですが、アミノ酸組成が偏っており体をつくるタンパク質としてはほとんど役にたちません。食事量が少ない高齢者がゼラチンを使ったゼリーで栄養を確保している場合、タンパク質量だけ見て十分だと判断したところ、実は不足していた、ということがあるかもしれません。腎臓病でタンパク質制限がある場合には、アミノ酸スコアの低いゼラチンでタンパク質量が多くなると不可欠アミノ酸の不足を招くため、ゼリーには寒天など糖質系の凝固剤が使用されます。

不足と摂りすぎの問題

　タンパク質は現代の日本ではあまり不足する心配の少ない栄養素です。極端な偏食や拒食症、高齢期の食欲不振や嚥下障害など長期にわたり栄養摂取に問題がある人では不足が問題となります。また、成長期の子どもでは体重当たりのタンパク質必要量は多くなるため、厳格な菜食主義の食事を提供した場合にもタンパク質不足が生じる可能性があります。

　最近はダイエット目的で糖質制限を行う人が増えていますが、糖質をタンパク質に置き換えることが多く、タンパク質の摂りすぎが指摘されます。タンパク質摂取量の上限ですが、健康な人について、実は十分なエビデンスがないようです。1日のエネルギー摂取量の35％以上を超えると体によくないという報告はありますが、具体的な上限は示されていません。

　ただし、タンパク質摂取量が極端に高い食事では動物性食品の摂取量が高くなることや、他の栄養バランスを整えることが難しくなるなどの理由で、健康を害す危険性が高まります。また、腎機能が低下している人では、高タンパク質食は厳禁です。

　日本人を対象とした疫学調査[2]は、摂取エネルギーに対し、植物性タンパク質の摂取が多い人ほど死亡リスク、特に循環器疾患死亡リスクが低いという結果が得られています。

　動物性タンパク質の摂り過ぎは健康リスクというアメリカのデータがありますが、この研究ではそのような傾向は見られませんでした。一般的なアドバイスをする場合には、動物性タンパク質、植物性タンパク質のどちらかに偏らずバランスよく摂ることが大切であると伝えましょう。

聴き取りのコツとアドバイス

　タンパク質は必ずしも動物性食品から摂る必要はありませんが、十分なタンパク質が確保できているか、次に示すようなタンパク質源になる食品を習慣的に食べているかどうか確認をするとよいでしょう。

牛、豚、鶏などの肉類、魚介類、乳製品、卵、大豆など豆類

　これらを食べる頻度や量が極端に低い場合には、タンパク質不足の心配があります。特に体に栄養を蓄えられない乳幼児や食欲低下が心配な高齢者では、効率よく栄養を確保できる動物性食品の摂取が必要になります。

　なにか特別な理由で動物性食品を十分に食べられない高齢者に対しては、プロテインサプリメントの使用も検討します。咀嚼や嚥下に問題のある高齢者では、肉類や貝類、種実類は食べにくく避ける傾向が強いため、タンパク質や鉄、亜鉛が不足する傾向があります。中でも亜鉛の欠乏は褥瘡のリスク

になるだけでなく、味覚障害の原因にもなり、食欲不振を招きさらなる栄養障害と悪いサイクルに陥りかねません。

　食事内容から不足が予測される栄養素をサプリメントなど栄養補助食品で補って体力の維持・向上を図ります。食事が基本なのは変わりませんが、食事だけで改善が難しいケースではサプリメントも選択肢になります。

参考文献

1）Dietary protein quality evaluation in human nutrition : Report of an FAO Expert Consultation, 31 March - 2 April 2011, Auckland, New Zealand. FAO,2013.
2）Budhathoki S, et al. Association of Animal and Plant Protein Intake With All-Cause and Cause-Specific Mortality in a Japanese Cohort. JAMA Intern Med. 2019; 179: 1509-1518.
・FAO/WHO/UNU. Protein and amino acid requirements in human nutrition. Technical Report Series 935, WHO, Geneva. 2007.
・日本食品標準成分表2020年版（八訂）．アミノ酸成分表　編 第3表.

医師の立場から

　普通に食事を摂れている日本人の成人なら、タンパク質が不足することはほぼないと思われます。注意が必要なのは、ベジタリアンなどの特定の食生活、偏食、加齢による食事摂取量の低下などでしょうか。

　ベジタリアンにもさまざまなタイプがあり、タンパク質以外にも配慮すべき点があります。詳しくは別項（4．ベジタリアンは栄養を十分に摂ることができますか？）を参照してください。また、ベジタリアンのように食のスタイルを選択したわけではなく単なる食べものの好き嫌いや、「肉は健康に悪い」と思い込んでいることでタンパク質が不足することもあります。その場合は、好みの食品でタンパク質が豊富なものを勧めたり、適切な情報を提供することで改善が期待できます。

　高齢者はフレイル（虚弱）に陥りやすく、タンパク質の摂取が重要になりま

す。しかし、加齢とともに食事摂取量が低下し、どうしても不足しがちになります。タンパク質の不足がフレイルの悪化を招き、さらに食事量が低下するという悪循環に陥ります。意識的に良質のタンパク質を摂取するようにしなければなりません。患者さんそれぞれの嗜好に配慮しつつ、時には栄養補助食品などの利用も検討しましょう。

　低栄養では血清アルブミン値が下がりますが、ネフローゼ症候群や肝硬変でも同様に血清アルブミン値が下がります。ネフローゼ症候群では尿蛋白による漏出、肝硬変は合成障害のためです。ネフローゼ症候群はタンパク質制限が必要な場合がありますし、非代償性肝硬変では高タンパク食が肝性脳症の悪化要因になりますので注意が必要です。原因にかかわらず、血清アルブミン値が下がると膠質浸透圧が低下し、血管内から間質に水分が移動し、浮腫が起きます。新しく出現した浮腫はなんらかの疾患の存在を示唆しますので、医師に相談するようアドバイスしてください。

　医師はどうしても病気に注目しがちです。糖尿病なら摂取カロリーに、心不全なら塩分摂取量について考慮しますが、全体的な食事のバランスには目が届きません。入院中であれば栄養士さんが介入してくれますが、外来患者さんではなかなか難しいです。薬剤師さんが薬だけではなく栄養についても心を配ってくださると助かります。

3

野菜は1日どれだけ摂ればいいですか?

POINT
- 1日野菜 350g というのは健康のための目安ですが、絶対的なエビデンスがあるわけではありません
- ナッツ類、果実類も含めてバランスよく食べてください
- 野菜ジュースは野菜の完全な代わりにはならないですが、無意味というほどではありません

管理栄養士の立場から

　日本人が不足しがちな栄養素であるカリウム、食物繊維、抗酸化ビタミンなどを確保するために野菜を350g以上食べてほしいと厚生労働省の健康日本21で推奨していますが、平成29年の国民健康・栄養調査では、成人の1日当たりの野菜摂取量は平均288gであり、目標値を大きく下回っています。野菜不足を補うため野菜ジュースや健康食品を愛用している人も多いようです。

　以前はがん予防のために抗酸化ビタミンを摂りましょうとよく言われていましたが、β-カロテンサプリメントのがん予防効果は否定的な結果が出ていますし、健康日本21でも参考にしているコクランレビュー[1]は抗酸化ビタミンサプリメントによる消化管がんの予防効果については否定的に言及されています。

　野菜は1日350gという数字は現時点ではエビデンスに乏しく、1日摂取量の目安のようなものと考えてよいでしょう。不足しがちなカリウムや食物繊

維を豊富に含む食品がしっかりと確保できていれば、野菜にこだわる必要はありません。カリウムは果物、食物繊維はナッツ類が豊富ですので、これらを組み合わせて上手に栄養を確保できれば大丈夫と伝えてあげましょう。

　甘い果物を今まで以上に食べることは糖尿病発症リスクになるのではと心配な人もいると思いますが、果物と糖尿病の発症を調べたメタアナリシス[2]によれば、果物を200〜300g食べるグループで糖尿病発症率が最も低くなっていたというデータがあります。

ミニ Q & A

Q : ナッツ類は野菜のようにたくさん食べられませんが目安はありますか？

A : 水分が野菜に比べ10分の1以下と少なく、栄養密度の高い食品です。高エネルギー食品なので食べ過ぎの問題もありますので、1日に20gほど食べるとよいでしょう。

Q : 野菜ジュースは代わりになりますか？

A : 生野菜はしっかり噛まないと飲み込み難く、消化にも負担がかかるのですが、それが食事をゆっくりと吸収させ糖尿病の人では血糖上昇を緩やかにする効果が期待できます。消化管へも適度な刺激となり、排便促進や機能維持にも貢献していると考えられます。野菜の代わりにはなりませんが、普段の飲みものを野菜ジュースに代えるのは悪くないと思います。

参考文献

1）Bjelakovic G, et al. Antioxidant supplements for preventing gastrointestinal cancers. Cochrane Database Syst Rev. 2008;（3）: CD004183.
2）Schwingshackl L, et al. Food groups and risk of type 2 diabetes mellitus: a systematic review and meta-analysis of prospective studies. Eur J Epidemiol. 2017; 32: 363-375.

医師の立場から

　日々の野菜摂取不足が直接、ビタミン欠乏症のような特定の疾患として影響することはまれです。とは言え、野菜の摂取量の少なさが心血管疾患や全死亡の増加と関連していることを示す研究は複数あります。野菜不足が直接の原因であることを証明するのは難しいですが、野菜不足が健康に悪影響を与えると考えるのは生物学的にも妥当でしょう。

　野菜不足が体に悪いとして、それでは野菜をどれぐらい摂取すれば十分と言えるのかは、なかなか難しい問題です。1日に350gという数字がよく挙げられていますが、確固たるエビデンスはないようです。しかし、実際に患者さんに説明するうえで、具体的な目標となる数字がないのは不便であり、なんらかの目安は必要です。ただ、数字を使うならあくまで目安に過ぎないことを理解したうえで使いましょう。

　諸研究からは野菜を過剰摂取したからといって目立ったマイナスの効果はないようです。しかしこれも個別に考える必要があって、例えば、芋類やレンコンやカボチャといった糖質が多い野菜を食べすぎるとカロリー過多になります。また、腎疾患でカリウム制限が必要である場合もあります。食べ方にも注意が必要で、塩分や脂質を多く含むドレッシングをたっぷりかけて食べるのは本末転倒でしょう。

　診療するうえで、日々の食事を作る人と患者さんとの間で板挟みになることがあります。典型的には、野菜をあまり食べようとしない夫を持つ妻が「先生からも食べるように言ってください」とおっしゃいます。病気の夫を心配してのことですが、嫌いなものを我慢して食べるのは生活の質を落とします。我慢するのではなく、食べやすい野菜を選んだり料理法を工夫したりする方向で支援したいですね。

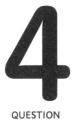

QUESTION 4

ベジタリアンは栄養を十分に摂ることができますか？

POINT
- サプリメントや食品中の栄養素に注意すればヴィーガンであっても必要な栄養を摂ることは可能です
- ベジタリアンの種類によって不足しがちな栄養素を理解する必要があります

管理栄養士の立場から

　食生活の欧米化の影響で日本人には少なかった大腸がんや脳梗塞が増えているとされ、健康で長生きするためには、獣鶏肉類などを食べないベジタリアンの食事が勧められることがあります。

　どんな食事法でも言えることですが、ベジタリアンの食事にもメリットとデメリットが存在します。栄養学に基づいて科学的に実践すれば健康に貢献できる食事ですが、曖昧な知識で実施すると、健康を大きく損なうおそれもあります。

ベジタリアンとその分類

　菜食主義というと植物性の食品しか食べないようなイメージを持っている人もいますが、一部の動物性食品は許容される菜食主義から、動物性食品を全く口にしない「ヴィーガン」までいくつかに分類され（**表1-4-1**）、健康や栄

養面で必要な配慮が異なります。

　セミ・ベジタリアンは本来のベジタリアンではなく、魚や鶏肉などの動物性食品は禁じられておらず、特定の栄養素が不足する心配はあまりありません。次にラクト・オボ・ベジタリアンですが、動物性食品は乳製品と卵のみ許容されています。乳製品や卵は栄養価の高い食品なのですが、鉄が多くないため、特に思春期の女性では不足が心配されます。

　乳製品のみ許されるラクト・ベジタリアンもラクト・オボ・ベジタリアンとほぼ同じ栄養リスクがありますが、牛乳は先ほど述べたように鉄をほとんど含まない食品ですので、鉄欠乏の危険性はかなり高くなります。鉄欠乏予防のためにはヘム鉄配合のサプリメントを提案しましょう。

　すべての動物性食品を摂らないヴィーガンですが、鉄やビタミン D、カルシウム、亜鉛などのビタミン、ミネラルや、必須脂肪酸、タンパク質など成長期に大事な栄養素が不足しやすいことが知られています。また、ビタミン

表1-4-1　ベジタリアンとその分類

	分類	許容される動物性食品					不足しやすい栄養素
		鶏肉	魚	卵	乳製品	蜂蜜	
広義のベジタリアン	セミ・ベジタリアン	△	○	○	○	○	特になし
ベジタリアン	ラクト・オボ・ベジタリアン	×	×	○	○	○	鉄
	ラクト・ベジタリアン	×	×	×	○	○	鉄、n-3 系脂肪酸
	ヴィーガン	×	×	×	×	×	ビタミンB12、ビタミンD、亜鉛、カルシウム、必須脂肪酸、タンパク質

B12のように、植物性食品では充足できない特殊なビタミンがあるため注意が必要です。

ベジタリアン食のメリット

　肥満や高コレステロールによる循環器疾患が社会問題となっているアメリカでは、糖尿病や高血圧、虚血性心疾患の予防に効果が期待できる食事の一つとして認知されております。日本でも生活習慣病に悩む人が期間を決めて取り組む場合には有効でしょう。

　ベジタリアンが好む食品には食物繊維を豊富に含むものが多いため、便秘がちの人や、便や腸内ガスの不快な臭いが気になる人は改善が期待できます。

　ダイエット（減量）目的にも有効で、菜食は消化吸収に負担がかかることや、食べもののかさが多くなりやすいため、ある程度の満足感を持たせながらエネルギー（カロリー）摂取量を減らすことが期待できます。この場合は植物由来の油を控えるようにしましょう。

　ネットの健康サイトなどでは、イライラなど心への作用についてのメリットが書かれているものも見かけますが、それらの効果は実証されているものではありません。また、一部界隈では肉を食べると興奮したり、心が荒れるという話があるようですが、栄養学的な根拠は全くありません。

ベジタリアン食を安全に行うための注意点

　大切なのは、動物性食品の代わりに穀類や豆類を十分に食べることを心がけることです。これらが不足するとエネルギーやタンパク質を十分に摂ることが難しくなります。特に豆類は穀類で不足しがちな不可欠アミノ酸を多く含んでいるため、両者を組み合わせて食べることが重要です。また未精製の穀類には、鉄やカルシウムなどのミネラルの吸収を阻害する物質を含んでい

るものも多いため、動物性食品を食べない食生活ではそれらのミネラルが不足するリスクもあります。また、必須脂肪酸である n-3 系統脂肪酸は魚が主な供給源なのですが、植物性食品ではエゴマ油やクルミなど限られたものにしか含まれていないため、意識して摂るようにしないと不足するおそれがあります。ミネラルの豊富なナッツ類を毎日食べるようにしましょう。消化のよい豆乳や、幼児用のフォローアップミルクを調理に使うのもお勧めです。

　ヴィーガンの特徴でも述べましたが、菜食では成長期に大切な栄養素が不足しやすく、将来骨粗鬆症の原因になったり、無排卵月経のリスクを高めるおそれもあるため思春期の女性が減量目的に行うのは勧められません。

ビタミン B12 欠乏による重篤な貧血の問題

　完全菜食を実施するうえで最も重要な栄養素がビタミン B12 です。ビタミン B12 は動物性食品に含まれている栄養素で、体内に数年から十数年分も備蓄が可能なため、定期的に動物性食品を摂取している人ではほとんど不足することがありません。そのため、完全菜食を始めてもすぐには身体に悪影響は現れないのですが、突然の原因不明の体調不良などでビタミン B12 欠乏が発覚することがあります。ビタミン B12 は DNA 合成や脂肪酸合成に関わる重要な栄養素で、欠乏すると巨赤芽球性貧血や末梢神経障害などを発症します。

　ヴィーガンだけでなく厳格な玄米菜食を実施している人でも同じようにビタミン B12 欠乏の危険性があります。海藻で補給できるという説もあるようですが、実証されていませんので、完全菜食を健康的に行うためには、サプリメントや強化食品の使用は不可欠です。

医師の立場から

　日本ではベジタリアンの数はあまり多くなく、臨床現場で診ることは少ないですが、今後は増えてくる可能性があります。また、厳密にはベジタリアンとは言えませんが、がんの患者さんやそのご家族が、よかれと思って極端に動物性タンパク質を減らした食事を選択することがあります。医学的根拠は定かではありませんが、「がんが消える食事」などと謳っている本の多くが動物性タンパク質、特に牛や豚といった哺乳類の肉を避ける食事を勧めています。赤肉（red meat）や加工肉が結腸がんのリスクと関連しているという研究はありますが、いったん発症したがんが動物性タンパク質を避ける食事で治ることにはつながらないのですが。

　ベジタリアンと一口に言っても、卵や牛乳まで厳密に避ける人もいれば、時々なら肉も食べるという人もいて、幅が広いです。ベジタリアンになる動機もさまざまで、健康を目的としていることもあれば、動物福祉の改善や地球環境負荷の低減を目指した道徳的な理由がある場合もあります。栄養上のアドバイスをするときには、患者さんが選択した信念やライフスタイルを尊重することを忘れないようにしましょう。

　ベジタリアンの食事で不足しやすい栄養素はありますが、サプリメント摂取などの適切な対策を行えば大丈夫です。逆に言えば、厳密な菜食主義ではサプリメントに頼らなければ健康障害が生じることがあります。健康以外の信念があるなら別ですが、健康を主目的としている場合は、厳密な菜食主義はおすすめできません。疾患との関わりでは、鉄欠乏性貧血やビタミンB12欠乏による悪性貧血が考えられます。ベジタリアンの人の相談に乗るときには倦怠感や息切れといった貧血に由来する症状がないか確認し、症状があるようなら医師に相談するよう勧めてください。悪性貧血では、舌炎や末梢神経障害が生じることも覚えておきましょう。鉄欠乏性貧血も悪性貧血も、疑

いさえすれば診断は容易で、治療にもよく反応する疾患です。見逃さないようにしたいところです。

　がんの食事療法としての菜食主義については、偏った食事が低栄養を招き治療に悪影響を及ぼすこともありますし、生活の質も下げますので、エビデンスが乏しいことをお伝えしてもよいでしょう。ただ、標準治療では根治の可能性が小さく、一縷の望みを託して食事療法を選択している場合もあります。科学的に正しい内容であっても、患者さんやご家族の希望を断ち切るようなアドバイスがいいとは限りません。がんを治すと称する食事療法もいろいろですが、たいていは魚や大豆製品は禁止されていません。根拠に乏しい食事療法であってもあえて否定せず、禁止されていない他の食品で不足している栄養分を補うなど、ケースバイケースで患者さんに寄り添ったアドバイスをするという選択肢もあります。

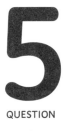

5 薬局で可能な 誤嚥・低栄養対策

QUESTION

POINT
- トロミ剤や、市販食品の活用し、無理なく食べられるものを用意しましょう
- 誤嚥をしない姿勢ができる食事環境もポイントです

管理栄養士の立場から

誤嚥・低栄養防止のために

　低栄養を改善するためにも、安全に食事ができる嚥下機能と食事環境が保たれている必要があります。嚥下状態や食事環境の聴き取りを行い問題点を把握します（**表1-5-1**）。確認項目に複数の問題がある場合には専門的なケアの対象になります。

　病院や施設では問題なく食事ができていても、在宅生活では嚥下しやすい食事や環境を整えることが難しく、誤嚥したり食事がうまくできないことがよくあります。嚥下食や誤嚥を予防する食事環境の整え方を紹介します。

低栄養

　嚥下機能に問題のない、一見すると元気な高齢者にも低栄養の問題が潜んでいることはよくあります。早期に低栄養状態を発見、予防、改善すること

表1-5-1　嚥下状態・食事環境で確認しておきたい項目

❶ むせの有無…むせる場合は、固形物と飲みもののどちらでむせやすいか、むせた後の痰がらみはないか、むせない場合でも食事中の鼻水の有無

❷ 食事形態…ご飯かお粥か、おかずは細かくしたりペーストにしているか、いつ頃から食べられなくなってきたのか

❸ 食事姿勢…座布団か椅子か、テーブルまでの距離、食事席の明るさ、食事をしているときの姿勢

❹ 食事摂取量…食事量の減少はないか、体重の変化

❺ 口の中の状態…しっかりかめる歯（義歯）の有無、唾液は十分出ているか

❻ 現病と既往歴…脳梗塞・消化器系・肺炎といった呼吸器系などの既往歴、睡眠薬・抗不安薬・胃酸分泌抑制薬などの嚥下障害の原因となりうる薬は飲んでいないか

で健康状態を維持し、要介護状態の予防も期待できます。

　薬局でも栄養相談でも行えるような簡易なものとして、資料として簡易チェックリストと対応の例を挙げておきますので、参考にしてください。

① 半年の間に気になる体重減少はありますか？（5％以上が目安）

　体重の減少は、食事量の不足や、がんなどの重大な疾病、消化吸収機能の低下などさまざまな要因により起こります。普段の体重を把握することで、低栄養状態の早期発見につながります。定期的に体重をチェックし、普段の自分の体重を把握しておくよう伝えます。

② 半年の間に腕や脚が細くなった、脂肪が落ちてきたなどの自覚はありますか？

　腕や脚が細くなるのは、筋肉量の減少の指標であり、脂肪が落ちるのは摂取エネルギー量の不足が考えられます。運動習慣のある人では、運動量に見合った食事が摂れておらず、筋肉をつくるタンパク質が不足し運動の効果が

みられなかったり、エネルギー不足で低栄養を招き、かえって体力が低下してしまうケースもみられます。対象者がどのような状況にあるのかは、他の項目と合わせることで推定できます。

③ 歯や口が原因で食事をうまく食べられないことはありますか？

嚥下障害の項目を参考にアドバイスをします。早期の対応で改善できることも多いため、歯科医の受診など専門職のアドバイスを受けられるよう働きかけるのがよいでしょう。

④ 便秘など排便に問題はありますか？

便秘は食事量の不足や消化管の機能低下の指標となります。また、便秘自体が食欲低下の原因になります。

⑤ 薬を1日に5種類以上飲んでいますか？

薬と食事の相互作用、薬の副反応等により食欲や消化吸収に影響を与えることがあります。薬剤による栄養問題の解決に薬局の果たす役割が期待されています。

⑥ 毎日3食食べていますか？

高齢者では1回に食べられる量が少なくなる傾向があり、欠食が多い人では十分な栄養確保が難しくなります。毎日3食なるべく食べる、おやつも含めて無理のない量を回数を分けて食べることで栄養量アップを目指してもらうとよいでしょう。食事を十分に摂ることが難しい場合には少量で栄養価の高い栄養補助食品の利用も検討します。

⑦ 肉や魚、卵などを意識して食べていますか？

高齢者では、筋タンパク質合成反応のスイッチとなるタンパク質摂取量が

若年者に比べ多いとする研究報告[1]があります。そのため、体重当たりのタンパク質摂取量は若い人と同じかそれ以上に確保することが推奨されます。壮年期に減量を勧められた人では、高齢期になっても肉や卵を控えている人もいるようです。優良なタンパク質源がきちんと確保できているか確認しましょう。

⑧ 牛乳や乳製品を摂るように心がけていますか？

　飲みものである牛乳は、食事以外のタンパク質、カルシウム源として低栄養予防の役に立つ食品です。乳糖不耐症がある人では不足が心配されるため、ヨーグルトなどの加工品やスキムミルクの利用を勧めるのもよいでしょう。温めて飲むだけで低栄養が防げるケースもあります。

⑨ 食材の購入や準備に不自由はありませんか？

　金銭の受け渡しや移動手段などの社会資源も低栄養に関わる問題です。ヘルパーや配食サービスなど適切な社会資源へつなぐことも役割の一つです。

⑩ 食事は誰と食べていますか？

　同居家族がいるケースを含め、一人で食事をする高齢者では、食欲の低下、食事回数や食事量の減少など、低栄養につながる問題が起こりやすいとされています。⑨の項目と同様、地域活動など適切な社会資源にアクセスすることが必要です。地域包括支援センターや介護事業所などの連絡先も把握しておきましょう。

⑪ 体を動かす機会が減っていませんか？

　日常の生活活動の低下は、運動機能や筋力、食欲の低下などにも影響を与えます。健康教室などイベントへの参加を勧める、簡単にできるストレッチやレジスタンス運動を紹介するなどの情報提供が対応として考えられます。

手渡しできるリーフレットを準備しておくのもよいでしょう。

⑫ 運動をしているのに体力がつかない、体重が落ちているようなことはありませんか？

　食事量が少ない、筋肉をつくるために必要な栄養が確保されていない状態で運動量を増やすとかえって体力の低下を招くことがあります。食事量と運動量のバランスについて検討する必要があります。

⑬ 食事をすることは楽しいですか？

　高齢者のメンタルヘルスに関わる項目です。うつや気分の落ち込みはそれ自体が低栄養のリスクファクターです。食事量に関わる項目についても当てはまるようであれば、専門家へ相談するなどのアドバイスを行う必要があるでしょう。

⑭ 食欲が落ちていませんか？

　食欲低下には胃や腸など消化器官の問題、味覚や咀嚼などの口腔機能の問題、メンタルヘルスに関わるものなど原因はいくつもあります。他の項目と比較することで問題点を推測できます。

　この簡易チェックリストは、低栄養の判定に用いるものではなく、潜在的な低栄養リスク者を掘り起こし、介護が必要な状態になる前に適切な支援を受けられるよう専門家や専門機関につなぐことを目的に作成したものです。総合得点が高い場合には低栄養リスクは高くなる傾向がありますが、それだけで判断できるものではありません。チェックリストに該当する項目については、情報を収集し、問題解決に貢献できそうな専門家や支援機関、医療機関を紹介するとよいでしょう。

食事環境を整える

　摂食嚥下機能が低下した高齢者では、少しの姿勢の崩れが誤嚥につながることがあります（**図5-1-1**）。不良姿勢は頸部が伸展し、特に男性では、喉頭下垂が起こりやすく、嚥下動作が困難になる傾向があります。

　座布団やクッションに腰掛けちゃぶ台のような低いテーブルで食事をすると頸部を伸展した不良姿勢になりやすく、特に高齢男性では頸部が伸展しやすいため誤嚥の原因になります。足全体がつく椅子に深く腰掛け、肘が余裕をもってつく高さのテーブルで食べるようアドバイスをしましょう。また、頸部伸展による誤嚥は、水分を摂る場合にも多くみられます。飲み口の小さい容器では最後まで飲みきるために顎を上げた姿勢になり、気管に水が入りやすい状態になります。飲み口の大きいコップに移すか、ストローを使用し、顎を引いた姿勢で飲めるようにします。

　また、飲食時には覚醒状態の確認も大切です。起きてすぐの食事や暗い部屋での飲食は傾眠がちになり、上手に嚥下できないこともあります。食事席の環境も嚥下機能に影響を与えます。

　姿勢や食事環境を改善しても飲みものでむせる場合には、トロミ剤の使用が有効な場合があります。混ぜてからトロミが安定するまで数分かかるため、混ぜた直後にちょうどいいと思った濃度では、飲んでいる途中に粘度が増して、かえって誤嚥をするリスクがあります。飲むときにちょうどいいトロミになるよう、感覚ではなく分量を決めて調整をするようアドバイスしましょう。水やお茶に比べ乳製品は特にトロミがつきにくいため、トロミ剤の入れすぎには注意が必要です。

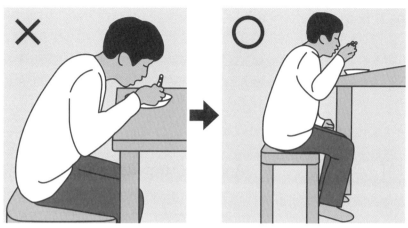

低いテーブルやちゃぶ台に胡坐をかいた状態で食事をすると、距離があるため体を倒し、顎を伸ばす姿勢になりやすく、咽頭が伸びてしまい誤嚥しやすくなります。

改善のためには高さのあるテーブルに、（イラストよりやや低いものが望ましい）足裏がきちんとつく椅子に腰をかけ食事をします。距離が口までの距離が短くなるため、迎えに行く動作をしなくても口に運ぶことで、飲み込みやすい姿勢が無理なくとれます。

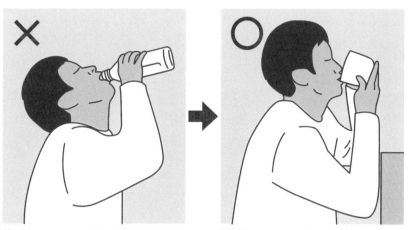

飲みものについては、ヤクルトやペットボトルのような口の小さい入れ物で最後まで飲もうとすると、顎を上げざるを得なくなり、誤嚥の原因となります。

対応策としては、口の広いカップに入れ替える、ストローを使用するなどが考えられます。

図1-5-1　悪い姿勢とよい姿勢の例

嚥下食のアドバイス

　嚥下食は摂食嚥下機能が低下している人でも食べやすい工夫がされた食事のことです。食べやすい食事の条件は、離水がなく均質で、適度な粘度がありまとまりやすく、飲み込むときに容易に変形する粘弾性があり、べたつきが少なく付着しにくい、といった特性を備えていることです。

　豆腐は食べやすい食品ですが、木綿豆腐よりも絹ごし豆腐が咀嚼嚥下に問題のある人に向いていることがわかります。また、高齢者に提供されることの多い刻み食も、口の中でバラバラになりやすいため、嚥下困難者には不向きな食形態です。

● 食べにくい食品例

かみ切れない食材：イカ、タコ、繊維質の強い野菜
口の中でまとまりにくい食材：そぼろ、かまぼこ、みじん切りの生野菜
水分を奪う食材：パン、ふかし芋
粘着力の強い食材：もち、だんご、のり
窒息の危険のある食材：こんにゃく、ピーナッツ、タピオカ

　嚥下食の基準としては嚥下ピラミッドが有名ですが、薬局で購入可能なユニバーサルデザインフード（**表1-5-2**）を参考にするとよいでしょう。

表1-5-2　「ユニバーサルデザインフード」の選び方（区分表）

区分	UDF 容易にかめる	UDF 歯ぐきでつぶせる	UDF 舌でつぶせる	UDF かまなくてよい
かむ力の目安	かたいものや大きいものはやや食べづらい	かたいものや大きいものは食べづらい	細かくてやわらかければ食べられる	固形物は小さくてもたべづらい
飲み込む力の目安	普通に飲み込める	ものによっては飲み込みづらいことがある	水やお茶が飲み込みづらいことがある	水やお茶が飲み込みづらい
かたさの目安 ／ ごはん	ごはん〜やわらかごはん	やわらかごはん〜全がゆ	全がゆ	ペーストがゆ
かたさの目安 ／ さかな	焼き魚	煮魚	魚のほぐし煮（とろみあんかけ）	白身魚のうらごし
かたさの目安 ／ たまご	厚焼き卵	だし巻き卵	スクランブルエッグ	やわらかい茶碗蒸し
かたさの目安 ／ 調理例（ごはん）				
物性規格 ／ かたさ上限値 N/m^2	5×10^5	5×10^4	ゾル：1×10^4 ゲル：2×10^4	ゾル：3×10^3 ゲル：5×10^3
物性規格 ／ 粘度下限値 mPa・s			ゾル：1500	ゾル：1500

*食品のメニュー例で商品名ではありません

※「ゾル」とは、液体もしくは固形物が液体中に分離しており、流動性を有する常体をいう。「ゲル」とは、ゾルが流動性を失いゼリー状に固まった状態をいう。
（日本介護食品協議会　https://www.udf.jp/outline/udf.html より転載）

家庭で無理なくできる調理の工夫

　特別な技術や器具を備えていない家での調理では、なめらかで均質なソフト食のような嚥下食を作ることは難しいと思います。普段の食事を細かく刻んだだけでは、誤嚥を誘発しかねません。口の中でまとまりやすい調理の工夫をいくつか紹介します。

①野菜はお湯から茹でる

　繊維質を感じる野菜を水から茹でると時間をかけてもやわらかくなりにくいので、沸騰してから茹で始めましょう。和え物、汁物、シチューなどいろいろな料理に応用できます。生の野菜は細かく刻んでもあまり食べやすくなりませんが、やわらかく茹でた野菜はつぶしたり刻むことで咀嚼回数を増やさずスムーズに嚥下することができます。

②油を活用する

　口の中でパサパサしたり水分を奪うような食材は油を加えると食べやすくなります。じゃが芋はつぶしてバターやマヨネーズと和えるとのどに付着しにくくなります。マグロの刺身も叩いて植物油で和えるとなめらかなネギトロ風の食感になります。

③つなぎになるものを加える

　特別な調理をしなくても、口の中でまとまりにくい料理でもつなぎになる食材を加えることで、飲み込みやすくすることもできます。すりおろした長芋や刻んだオクラ、モロヘイヤ、ナメコなどぬめりの強いものがのど越しよくおすすめです。パサパサした食べものにあんかけをすることで食べやすくできますが、片栗粉のとろみあんは唾液のアミラーゼで分解されすぐにサラサラになってしまいます。口の中でためこみがちの場合、市販のとろみ剤で

あんかけを作りましょう。

市販食品を上手に活用

　最近ではユニバーサルデザインフードの分類に基づいた市販の食品も充実しており、毎食準備できない場合や外出時などに利用することもできますので、家庭での環境を伺い、その人にあった商品をお勧めするのもよいでしょう。嚥下困難者用の食品は割高なものが多いですが、一般向けの加工食品にも嚥下しやすいものはいくつもあります。ドラッグストアで店頭に並んでいるものもありますので、使用頻度が高い場合にはこちらを勧めてもよいでしょう。介護は毎日のことですので、上手に手抜きすることも必要です。

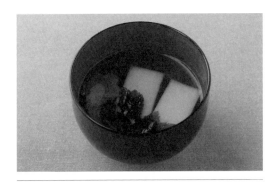

ユニバーサルデザイン食品の例：ソフトもち（白）
名阪食品のソフトもちは UDF（歯ぐきでつぶせる）です

参考文献

1）Shad BJ, et al. Does the muscle protein synthetic response to exercise and amino acid-based nutrition diminish with advancing age? A systematic review. Am J Physiol Endocrinol Metab. 2016; 311: E803-E817.

　高齢者には潜在的な嚥下障害・低栄養の患者さんが多いです。加齢によって嚥下をはじめとする身体能力が落ちると栄養状態が悪くなります。そして低栄養状態が身体機能を低下させるという悪循環に陥ります。誤嚥から肺炎を起こすと入院したうえでの加療と、言語聴覚士による嚥下訓練が必要になりますが、できればその前の段階で悪循環を断ち切りたいものです。

　肺炎とまではいかない、「食事中にたまにむせる」ぐらいの患者さんに対して、薬局でできることがあるかもしれません。口の中でパサつくものは避け、まとまって飲み込めるように調理する、液体を飲むときにむせるならお茶に少しトロミをつける、などです。

　低栄養についても、医師は「栄養を摂ってください」などと言うだけで具体的なアドバイスをしないことがあります。食事だけでは十分に栄養が摂れない場合、処方せんがなくても購入できる栄養補助食品を試してみる価値はあります。現在は、さまざまな種類のものが販売されています。味の好みや、糖尿病・腎臓病といった疾患によって使い分けが必要になります。

　栄養指導からは離れますが、プロトンポンプ阻害薬は胃酸の分泌を抑制することで胃内の殺菌効果を弱め、誤嚥による肺炎のリスクを高めます。また、抗精神病薬や睡眠薬といった覚醒レベルを下げる薬剤も誤嚥の原因になります。一方で、ACE阻害薬は咳反射を促すことで誤嚥性肺炎のリスクを下げます。誤嚥がありそうな患者さんでは薬剤の変更について主治医に提案してみてもよいかもしれません。

　その他に、口腔内ケアや肺炎球菌ワクチン投与など、できることはいろいろあります。一つ一つの予防効果は小さくても、組み合わせれば大きな効果が期待できます。栄養士や言語聴覚士だけでなく、多職種が連携することで嚥下障害と低栄養の悪循環を断ち切りましょう。

対談

健康食品❶
いわゆる健康食品とどう付き合う?

編集: ドラッグストアには、サプリメントなど健康によさそうなイメージを
売りにしたいわゆる健康食品が棚に並んでおりますが、お客様から相
談されたときに、どう答えたらよいのか悩まれている人も多いのでは
ないでしょうか?　いわゆる健康食品から効果を謳うことが可能な保
健機能食品など種類もさまざまであり、消費者もついていけていない
のが実情ではないでしょうか?　これについてお二人の考え方や、対
応についてお話しをしてもらいたいと思います。

成田: 私は入居型の施設勤務なのであまり機会がないのですが、名取先生だ
と、診察中に健康食品について質問されることもあると思うのですが
いかがでしょう。

名取: ありますね。でも最近は複雑化していて、一般の人には違いがわかり
にくいと思うし、正直自分もいきなり質問をされたらちゃんと説明で
きないかもしれませんね。保健機能食品といえばテレビ CM だと機能
性表示食品ばかりで、昔からある特定保健用食品(以下トクホ)をあま
り見かけなくなった印象があるけど、一般の人ってこの2つの違いが
あまりわからないんじゃないかな。

成田: 言葉だけだとわかりにくいので図を見ながら話したほうがよさそうで
すね。

名取: いわゆる健康食品というとサプリメントのようなものや、朝鮮人参や
健康茶とか昔から健康によいとされてきた食べものが思い浮かぶけど、
この基準では健康効果を謳ってはいけないことになっているんだよね。
直接効果を謳えないから、関連する本を出版したり健康番組で取り上

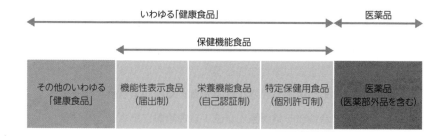

いわゆる「健康食品」

医薬品

保健機能食品

| その他のいわゆる「健康食品」 | 機能性表示食品（届出制） | 栄養機能食品（自己認証制） | 特定保健用食品（個別許可制） | 医薬品（医薬部外品を含む） |

健康食品とは
厚生労働省「健康食品」より
https://www.mhlw.go.jp/stf/seisakunitsuite/bunya/kenkou_iryou/shokuhin/hokenkinou/index.html

げられることで消費を喚起するようなビジネスモデルになっていると
いう。

成田：使用しての体験談も定番ですね。「※これは個人の感想です」みたいな。

名取：最近だとアンチエイジング系の健康食品をインフルエンサーが宣伝し
ていて話題になっていたりしましたね。憧れだったり信頼性の高い人
が、学問上の裏づけもちゃんとあるからと理路整然と宣伝していたり
すると、信じてしまう人も多いんじゃないかな。

成田：アンチエイジング系だとコラーゲンで肌がプルプルというのも一昔
前にテレビで毎日のように取り上げられてましたね。あれについては、
基礎研究で創傷治癒に効果があるかも、というデータはあるにはあっ
て、肌に効果がないわけじゃないけど、美肌効果は全然実証されてい
ない、というのが現在の知見です。原価の安い食材だから騙されても
被害はさほどではないのが救いかも……。

名取：生化学の理論的にはおかしくない理屈だと、専門家でも騙されてしま
うかもしれないよね。アンチエイジング効果を謳うNMN（ニコチン
アミドモノヌクレオチド）サプリメントについて調べたんだけど、理

論としてはこんな感じ。

加齢や特定の病気で体内のNAD（ニコチンアミドアデニンジヌクレオチド）が減少するから、NADを増やす方法があれば老化や病気の予防ができるかもしれない。NADを食べもので摂っても分子量が大きいためそのまま吸収されないので、NMNの形で摂取するとよい。実際に動物実験でも有効性を確認した論文も出ている。

成田：動物実験であることは書かないで、著名な学術誌に掲載！　という手法もありますよね、まず人で結果が出てから話を聞こう、というのは基本なんだけど、基礎がない人が騙されちゃうのは仕方がないですね。こういうのって1ヶ月使用でどれぐらいのお値段なのでしょう？

名取：高いのだと60粒で12万円というものもあるようで、推奨量を考えれば月に10万円ほどになるから、そのお金を旅行に費やしたりスポーツクラブに払ったほうがよっぽど健康にいいよね。

成田：自己効力感や安心を買っているという解釈はあるけど、お金がかかり過ぎると生活も壊しかねませんから、買いたいと相談を受けたとしてもあまり負担にならない値段のものを勧める、というのが薬局店員が個人でできることなんでしょうかね。

名取：少しでも被害を軽減させる……ハームリダクションのようなもの、と割り切るぐらいがよいのかもしれません。

（②へ続く）

Part

2

___

病気と食品

1

QUESTION

関節リウマチに効く食品は
ありますか?

POINT ▶ ● リウマチは食品でなんとかなる疾患ではありません
　　　　　 ● いくつか効果があるとされる食事療法もありますが、効果
　　　　　　 は限定的です
　　　　　 ● 治療の副作用に注意したバランスのよい食事を

医師の立場から

　関節リウマチに対して効果があると専門家の間でコンセンサスの得られた
食品はありません。自己免疫の病気で、食事でコントロールするのは困難で
す。「免疫力」を高めるような食事や食品についてメディアで取り上げられる
ことがありますが、医学的にはあまり根拠はありません。一般的なバランス
のよい食事を行えば十分だと考えられます。

食事でできるかもしれないこと

　しかしながら、患者さんは少しでも病気によい食品がないかを知りたいも
のです。結果が矛盾していたり再現性が乏しかったり、あるいは海外の研究
がどこまで日本人の患者さんに適用できるかは慎重に判断しなければなりま
せんが、関節リウマチと食品/食事の関連を示した研究はたくさん発表され
ています。例えば、関節リウマチ患者において、魚の消費量が多ければ多い

ほどリウマチの疾患活動性の指標が低いという研究[1]があります。患者さん
が魚をあまり食べていないようなら、魚を食べる頻度を増やしてみることを
提案してよいかもしれません。ただし、魚が嫌いなのに我慢して食べなけれ
ばならないわけではないことは強調しておきます。

　また、肥満している関節リウマチ患者さんはそうでない患者さんと比較し
て、寛解する可能性が下がります[2]。肥満している患者さんには、ほかの多
くの疾患と同様に肥満は関節リウマチにも悪影響を及ぼすことを伝えてくだ
さい。特に副腎皮質ステロイドを内服していると太りやすいので、適切に支
援しましょう。

　病気自体の慢性炎症や薬の副作用で貧血になりやすいですが、鉄欠乏性貧
血と違って鉄の補充は効果がなく、かえって炎症を強める可能性もあります。
軽度の貧血であれば経過を観察しますが、貧血による症状が強ければ主治医
に相談するようにしてください。

関節リウマチの薬と食事

　薬とサプリメントとの相互作用にも注意が必要です。メトトレキサートは
関節リウマチの薬物治療の中心となる薬剤で、葉酸代謝拮抗作用を通じて働
きます。メトトレキサートの副作用を軽くする目的で葉酸が処方されること
もありますが、それはあくまで適切な量・タイミングで内服することが前提
です。葉酸を大量に含んだサプリメントや健康食品を使用すると、メトトレ
キサートの作用が減弱する可能性がありますので、主治医に相談するようア
ドバイスしてください。一般的な食品に含まれる葉酸はサプリメントほど大
量ではないので、常識的な範囲内であれば制限する必要はないとされていま
す。

参考文献

1) Tedeschi SK, et al. Relationship Between Fish Consumption and Disease Activity in Rheumatoid Arthritis. Arthritis Care Res（Hoboken）. 2018; 70: 327-332.
2) Liu Y, et al. Impact of Obesity on Remission and Disease Activity in Rheumatoid Arthritis: A Systematic Review and Meta-Analysis. Arthritis Care Res（Hoboken）. 2017; 69: 157-165.

管理栄養士の立場から

抗炎症目的にステロイド服用をしている場合のアドバイス

　太りやすく、血糖が上がりやすくなるため、甘い飲みものの飲み過ぎは控えます。間食には砂糖類が添加されていないものを選ぶとよいでしょう。食事は肉・魚・野菜・穀類とバランスよくなるようにしますが、病原菌から身体を守る力が低下している状態ですので、食品の鮮度など衛生状態には配慮しましょう。血圧も上がりやすくなるため、減塩が基本になります。

葉酸が処方されている場合

　栄養バランスに配慮している患者さんではマルチビタミンを服用している場合があります。日常の食事では葉酸の摂りすぎによる影響はあまり問題になりませんが、マルチビタミン剤には葉酸が配合されているケースが多いため注意が必要です。ケールを素材にした青汁ではサプリメントと同程度の葉酸が含まれているものもありますのでこちらも確認しておきます。

貧血が気になる場合

　リウマチが進行することで放出される炎症性サイトカインの働きにより、

鉄の吸収が妨げられたり、骨髄による赤血球造血が抑制されることで貧血が起こりやすくなります。リウマチによる貧血は食事で十分に鉄を摂っても改善されないため、気になる場合は医師に貧血症状がある旨を伝えるようアドバイスします。

リウマチによいと謳ってる
いわゆる健康食品や健康法について相談された場合

　効果が実証された健康食品や栄養成分はありませんが、患者さんがよいと考えて利用しているものを否定するのは十分な信頼関係がないと望ましい方向に向かわないことが予測されます。相手の話を傾聴し、具体的にどのようなことを行っているのか情報収集できるとよいでしょう。いわゆる健康食品にはサプリメントのように葉酸が多量に含まれたものもありますし、標準医療を否定するような健康法もあるからです。明らかに効果が疑われるものを利用していた場合には、負担の少ないものを提案するのもよいかもしれません。

具体例として

Q：寒冷刺激によりレイノー現象に悩んでいる人から、体を冷やす食べものを避けるとよいと言われたが本当なのか？

A：東洋医学的に言われるような体を冷やす食べもの、温める食べものがありますが、体を冷やすと言われる食べものがリウマチによくないとする証拠は特にありません。南の国で穫れた農産物は体を冷やすという話は迷信ですので、気にしなくて大丈夫です。それよりも、手に持ったり、口にしたりするときの温度が刺激になりますので、食器や料理の温度を配慮するほうが大切です。

2

痛風ですがビールを飲みたい

POINT ➤
- ビールの注意点はプリン体だけではありません
- ビール以外の食べものにもプリン体が多いものもあります
- 食事制限の確かなエビデンスがないとはいえ、バランスを大事に

医師の立場から

痛風は高尿酸血症に起因し、尿酸ナトリウム塩が結晶となって関節に沈着し炎症を起こす疾患です。病名の語源は「風が当たっても痛いから」だとも言われるほどの激痛をきたします。治療は高尿酸血症の管理、すなわち生活習慣の改善および薬物治療です。

プリン体だけではない

痛風の患者さんから「どうしてもビールを飲みたいのですが、よくないでしょうか？」と尋ねられたらどうお答えすべきでしょうか？　ビールにはプリン体およびアルコールが含まれます。プリン体は体内で尿酸に代謝されますし、アルコールも尿酸産生増加や尿酸排泄低下作用があります。ビールは痛風にはよくありません。そして、お酒が好きな方には残念なお知らせですが、「ビールじゃなければ大丈夫」というわけではありません。ビールに限ら

ず、アルコール摂取は痛風のリスク因子であり、焼酎やプリン体ゼロの発泡酒も痛風には悪影響を与えます。

　ただし、「絶対にダメ」というわけではありません。日本痛風・核酸代謝学会の『高尿酸血症・痛風の治療ガイドライン』[1]ではお酒の種類を問わず「過剰摂取は厳格に慎むべき」ですが、1日に日本酒なら1合、ビールなら500mL、ウイスキーならダブル1杯までで、禁酒日を週に2日以上設けるとされています。

　痛風に対して推奨される生活習慣は、アルコール摂取の制限以外に、減量、十分な水分摂取、プリン体摂取の制限があります。また、高尿酸血症をきたすような生活習慣は痛風以外にも、高血圧や脂質異常症といった疾患と関連し、腎疾患や心血管疾患の原因にもなります。高尿酸血症を放置すると単に痛い思いをするだけでなく、命にも関わるかもしれません。薬だけに頼らずに、食事を含めて生活習慣を見直します。プリン体を多く含む食品を控え、摂取カロリーを適正化し、適度な運動を行いましょう。主治医にも相談したうえでのことですが、総合的に対策を行えば、ビールを楽しむ余地はありそうです。

　それに、人生は痛風にならないために生きるわけではありません。医療は人を幸せにするためにあります。医療者は安易に「お酒を控えましょう」と言ってしまいがちですが、痛風の痛みと同じく、お酒が飲めないことだってつらいことです。米国内科学会の痛風治療ガイドライン[2]には「赤身肉や果糖やアルコールの摂取を減らすといった痛風に特異的な食事指導が痛風の症状を改善するという証拠は不十分」との記載もあります。エビデンスには不確実性があることを念頭に置いたうえで患者さんの価値観も尊重した指導を行いましょう。

管理栄養士の立場から

　ビールに限らず、推奨される分量以内であれば、アルコール飲料を禁止する必要はありませんが、お酒自体のプリン体よりも一緒に食べるおつまみに含まれるプリン体を気にするようにしましょう。アルコールは体内の尿酸を外に出す働きを阻害しますので、お酒を飲む日は特にプリン体摂取量を気にする必要があると考えられます。

　お酒が好きな人では、飲み始めると当初予定していた量を超えてしまい、気がついたらビールを2本以上空けていた、ということもあるようです。自制が難しい場合には、同居している人に相談して止めてもらうよう話すなど、飲み過ぎを防ぐ工夫も提案するとよいでしょう。

　また、お酒と一緒に食べるおつまみについても聴き取りを行います。お酒のおつまみとして枝豆や旨みの強い乾物や珍味が好まれますが、プリン体を多く含むものがあるため、**表2-2-1**を参考に、プリン体があまり多くないおつまみを提案しましょう。

食事療法全般

　痛風発作（痛風関節炎）を発症していても、血清尿酸値が高い場合でも、生活習慣病予防を目指す食生活の改善が最も大切です。糖尿病や肥満症に対する食事療法と同じく、エネルギーをやや制限するバランスのよい食事を基本にします。痛風予防ならではの食事療法としてプリン体制限が重要になりますが、一般に糖尿病によいとされる食材の中にもプリン体含有量の高いものもあるため、注意が必要です。

　痛風発作（痛風関節炎）の予防と血清尿酸値のコントロールの二つの視点で食事療法の目的を考える必要があります。血清尿酸値が7.0mg/dLよりも高

くなるほど痛風関節炎の発症リスクが高くなることが知られていますが、肉類、果糖や果糖を含むショ糖の多いソフトドリンクの摂取量が多い集団やBMIの高い集団では痛風発作が起こりやすい[3]ため、尿酸値の改善と並行し、肥満を併発している場合には、減量できるような食生活の改善を勧めます。

　糖尿病対策として、最近話題になることの多い糖質制限食は極端な高タンパク質食になりやすく、推奨される食品にはプリン体含有量の高いものが多いため、患者さんの普段の食生活を聴き取る際に確認をしておくとよいでしょう。

プリン体に配慮した調理と食品選択の具体的アドバイス

　お酒が好きな患者さんであれば、お酒を飲むときによく食べるおつまみの種類や量について情報を集めましょう。表に該当するもので、「注意したい」食品であれば小皿に少し盛りつける程度に留め、「なるべく避ける」食品の場合は、他のプリン体の少ない食材に置き換えるよう伝えます。

　調理方法によってはプリン体を減らすことができるものもあるため、食品選択の幅を広げるためにも有効です。肉や魚、イカ、貝類などには加熱によりお湯の中に溶け出しやすいプリン体が多いため、一度茹でこぼしてから調理したり、煮物であれば汁をよそわないことで、プリン体の低減が期待できます。鶏ガラスープや豚骨などの旨み成分にはプリン体が多く含まれますので、濃厚なラーメンなどを食べるときにはスープは半分以上残すようにします。

　もともとプリン体の多い肝臓や白子ですが、これらは調理をしてもプリン体を減らすことは難しいため、なるべく避けるのが無難です。

　プリン体の多い食品には良質なタンパク質が摂れる食品であることも多いため、あまり控えてしまうと栄養バランスが崩れてしまうおそれがあります。肉や魚を減らした分は、卵や牛乳など、プリン体をほとんど含まない食品を上手に活用し、栄養バランスを保てるようにします。

表2-2-1　プリン体と食品

	食品および食品群	備考
気にせず使用できる	芋類	
	鶏の卵	プリン体を含まない良質なタンパク源として重要
	乳製品	
あまり気にしなくてよい	米、小麦などの穀類	
	豆類	大豆には比較的多いので日常食べる場合には注意が必要
	海藻	海苔には比較的多いので毎日食べる人は量に注意
	果物	果糖の多いものは量に注意
	野菜	新芽や蕾を食べる、モヤシや貝割れなどのスプラウトやブロッコリー、カリフラワーなどは量により注意が必要。カボチャ、ナスは一度に食べる量が多くなりやすい野菜なのでやや注意が必要。
	海産練り製品	
量により注意	ソバ	
	マイタケ、ヒラタケ	茹でこぼしてもプリン体の減少は期待できないので注意
注意したい	肉類	茹でると煮汁にプリン体の一部が溶け出すものが多い
	魚類	茹でると煮汁にプリン体の一部が溶け出すものが多い
	魚卵	イクラ、カズノコはあまり気にしなくてよい食品
	甲殻類・軟体動物	
	フォアグラ	
なるべく避ける	白子	
	レバー	
	微生物原料のサプリメント	クロレラ、スピルリナ、酵母含有食品など

プリン体の1日の摂取目標量を400mg 未満とした場合の目安
（文献4より作成）

高尿酸血症・痛風の食事療法のまとめ

　肥満にならないようエネルギー摂取量を抑えることを基本に、血清尿酸値を上昇させる要因となるアルコール、**表2-2-1**のプリン体含有量の多い食品、果糖、ショ糖の多い飲みもの、間食を控えるように伝えます。尿路結石の予防のため飲みものはしっかりと確保することも大事です。プリン体は食品成分表には収載されていないため、厳密に管理することは難しいことも伝えます。

運動について

　肥満予防のため運動は推奨されますが、激しい運動は細胞が壊れることにより尿酸上昇を招くため控えたほうがよいでしょう。適度に息が弾む程度の有酸素運動を勧めます。

参考文献

1）日本痛風・核酸代謝学会. 高尿酸血症・痛風の治療ガイドライン　ダイジェスト版.
2）Qaseem A, et al. Management of Acute and Recurrent Gout: A Clinical Practice Guideline From the American College of Physicians. Ann Intern Med. 2017; 166: 58-68.
3）日本痛風・核酸代謝学会ガイドライン改訂委員会（編）. 高尿酸血症・痛風の治療ガイドライン（第2版）. メディカルレビュー社. 2010.
4）金子希代子, 他. 食品中プリン体含量および塩基別含有率の比較. 痛風と核酸代謝. 2015; 39: 7-21.

3

QUESTION

納豆を食べていたら抗血小板薬をやめてもいいですか?

POINT
- 抗血小板薬や抗凝固薬の代わりになる食品はありません
- ワルファリンを利用しているときには、ビタミンKに注意です

医師の立場から

　抗血小板薬や抗凝固薬を「血液をサラサラにする薬」と患者さんに説明することがあります。厳密に言えば不正確なのですが、患者さんにとってはわかりやすいと思います。一方で、テレビ番組や健康雑誌などでは、納豆、青魚、玉ねぎといった血液をサラサラにすると称する食品が多数紹介されています。患者さんの中には、納豆をたくさん食べることで薬を減らしたり止めたりできないかと尋ねる方もいるかもしれません。

　当たり前のことですが、抗血小板薬や抗凝固薬の代わりになるような食品はありません。ですが、患者さんからそのような質問が出てくるということは、副作用や薬の量などに対してなにか不安があるのかもしれません。可能でしたら、患者さんの考えを聞き出して、主治医にフィードバックしてください。

ビタミン K

　納豆と言えば、薬と食品の飲み合わせとしてはワルファリンと納豆が有名です。内服中は納豆に限らずビタミンKを多く含む食品を避けるよう指導してください。ワルファリンはビタミンKと拮抗することで抗凝固作用を発揮しますので、納豆は血液をサラサラにするどころか、凝固しやすい方向へ傾けます。

　ただ、好きな食べものを食べられないのは生活の質を落とします。昔の話ですが、どうしても納豆が食べたいとおっしゃる患者さんに対して、毎日決まったメーカーの納豆を決まった量だけ食べていただいたうえで、ワルファリンの用量調節を行うという裏ワザもありました。しかし、いくら量を決めていても納豆から摂取されるビタミンKの量が一定である保証がありませんので、おすすめできません。

　2011年から新規経口抗凝固薬 (novel oral anti coagulants: NOAC) が使えるようになりました。ワルファリンと違ってビタミンK拮抗作用によらない作用機序で抗凝固作用を発揮し、よって食事の影響を受けにくいとされています。どうしても納豆が食べたい患者さんはNOACを検討することになるでしょう。ワルファリンとNOACの使い分けのポイントはたくさんあり、食事はそのうちの一つに過ぎませんが、美味しい食事という観点を忘れてはいけません。

管理栄養士の立場から

　テレビの健康番組などでは、ナットウキナーゼには、血栓の主成分であるフィブリンを溶解する作用だけでなく、血栓を溶解する酵素であるウロキ

ナーゼの前駆体を活性化する作用など、さまざまな角度から血栓の溶解を促進する働きがあると紹介されています。これが本当であれば、副作用の心配がある抗血小板薬を続けなくても済むかもしれません。

　ナットウキナーゼには、フィブリンを分解する機能を持つ酵素活性がありますが、それは試験管内などの体の外で検証されたものであり、口から摂取したナットウキナーゼの効果を見たものではありません。ナットウキナーゼのように血栓溶解作用のある酵素が医薬品として承認されてはいますが、これは静脈へ投与して効果を発揮します。

　ナットウキナーゼは分子量が30,000近い大きな分子であるため、口から摂取したままの形で体内に入ることは難しく、オリゴペプチドやアミノ酸まで分解され、血流に入ると考えられます。酵素のような機能をもつタンパク質は少しでも形が変わると本来の機能を発揮できなくなるため、納豆を食べてもナットウキナーゼの本来の活性を保ったまま体の中に入ることは期待できません。

　納豆にはナットウキナーゼの他にも生理活性機能のある成分が含まれているかもしれませんが、納豆を食べて抗血栓薬と同じような効果が現れたという信頼性の高い報告は見当たりません。健康的な運動習慣と食習慣を継続するほうが減薬できる可能性が高いことを伝えましょう。

ワルファリンを服用しているけど、納豆は全く食べてはダメなのですか？他にも気をつけたい食品はありますか？

◉禁止が必要な食品

　納豆は、含まれているビタミンKの量の多さもそうですが、生きたまま体内に入り、腸内でビタミンKを産生することが特に問題となります。熱にも強いため、加熱調理をしても納豆菌は死滅しませんので、少量でも料理に使

う場合でも食べてはいけないことを伝えます。

　納豆以外では、クロレラや青汁、マルチビタミンなどの健康食品を利用しないよう伝えます。栄養成分が濃縮されているため、少ない量でも過剰なビタミンK摂取となる危険性があります。

◉なるべく禁止にしたほうがよい食品

　加熱していない干しのりはビタミンK含有量が高いため、どうしても食べたい場合には、焼きのりとして販売されているものにしましょう。**表2-3-1**に示した野菜は緑黄色野菜の中でも特にビタミンKを多く含むことと、分量がわかりにくくなる和え物で使用される場合が多いことから、食べないほうがよいでしょう。市販の野菜ジュースにはビタミンKを多く含むものもありますので、ビタミンKの表示がないものは飲まないよう伝えます。

◉量に気をつけたい食品

　表2-3-1には代表的な食品を載せていますが、これ以外にも多くの緑黄色野菜が該当します。ビタミンKは脂溶性ビタミンであり、茹でても水に流れ出さず、調理操作で減らすことはできないと考えてください。緑黄色野菜を使った食事は一食だけに留める、1日の使用量を20～30g程度に抑えるなど、計画的に利用することが大切です。乾物には100g当たりのビタミンK含有量の高いものがありますが、一度に食べる量が多くならなければ使用することは可能です。

表2-3-1　食品のビタミンK含有量と注意事項

	ワルファリンに影響を与える食品例	100g当たりビタミンK（μg）	備考
禁止	挽き割り納豆	930	腸内でもビタミンKをつくるため、禁止
	糸引き納豆	600	腸内でもビタミンKをつくるため、禁止
なるべく禁止	のり（干し）	2600	1枚3gとして約80μg
	モロヘイヤ	640	
	アシタバ	500	
	つるむらさき	350	
少量ならば可	のり（焼き）	390	1枚3gとして約12μg
	おかひじき	310	1パック（80g）で約250μg
	豆苗	280	
	ほうれんそう	270	
	なばな　花蕾・茎	250	
	春菊	250	
	三つ葉	220	
	サンチュ	220	
	ブロッコリー	210	
	小松菜	210	
	ニラ	180	
	サニーレタス	160	
	せり	160	
	芽キャベツ	150	

こちらに記載のないものでも、葉物の緑黄色野菜に特に多いので、まとまった量を毎日食べることは控えるのが基本
（文部科学省．日本食品標準成分表2020年版（八訂）より作成）

◉ビタミンKの必要量について

　血液凝固に関わるビタミンKですが、血液凝固遅延の予防に必要なビタミンKの必要量は実はわかっておりません。ビタミンKは骨の健康にも関わっており、1日100μg以上摂取していた群で、大腿骨近位部骨折の発生率が低いというコホート研究の結果もあります。薬に影響を与えない程度に抑えつつ、健康を維持するために必要な量を確保することが求められます。

こぼれ話

　ワルファリンを処方されている患者さんから「カリウムの多い食品を避けるように指導された」という話を今までに何度か経験したことがあります。カリウムを避ける理由は思い当たらないのですが、カリウムの元素記号「K」とビタミンKの混同があるのかもしれません。もしかしたら必要のない制限を気にしている患者さんがいるかもしれません。

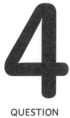

QUESTION

熱中症対策は経口補水液
じゃないとだめですか?

● 経口補水液は熱中症になったときのものであり、普段の水
分摂取は別のものが望ましい
● 使用している薬剤によっては脱水作用があるのでより注
意

医師の立場から

　近年、夏になると新聞やテレビで熱中症が話題になります。熱中症とは「暑
熱環境における身体適応の障害によって起こる状態の総称」のことです。つ
まり、夏の暑さや運動によって体温が調節できなくなって、体内の水分や塩
分のバランスがくずれてさまざまな健康障害が生じる病気のことです。以前
は日射病と呼ばれることもありましたが、夜間や屋内など、日光に当たらな
い環境でも起こります。

　ヒトの体温は35〜37℃の間に調節されており、体温が高いと汗をかいて
下げようとします。汗が蒸発すれば気化熱を奪って体温は下がりますが、高
温多湿な環境では汗がなかなか蒸発しないため体温が効率的に下がらず、さ
らに汗をかいて脱水になります。いったん脱水になると十分な発汗ができず、
体温調節機構は破綻します。また、発汗によって水分のみならず塩分も喪失
するため、水分だけを摂取していても塩分が不足し電解質異常に陥ります。

　熱中症の症状として、初期はめまいや気分不良や立ちくらみ、進行すると

筋肉のけいれんや嘔吐があります。重症になると意識障害や多臓器不全を起こし、死亡することもあります。小児や高齢者はしばしば、初期症状に乏しくいきなり重症化することもあります。

　また、高血圧、心不全、糖尿病といった持病がある方は、利尿薬やSGLT2阻害薬といった脱水になりやすい薬を服用している場合もあり、より注意が必要です。下痢は脱水を助長しますので下剤の使用にも気をつけましょう。

　熱中症の治療は冷却と水分・塩分の補給です。病院に受診するような熱中症では点滴が必要な症例も多いですが、軽症であれば口からの摂取でもかまいません。また、予防も重要です。熱中症の予防は暑熱環境からの回避（クーラーをつける、日中は外出を避ける）と水分・塩分の適切な補充です。水分・塩分の補充については栄養指導が役立つでしょう。

管理栄養士の立場から

　最近ではどの薬局でも経口補水液を販売しており、熱中症についての質問を受けたり商品説明をする機会が多いと思います。基本的に経口補水液は予防のために飲むものではなく、脱水状態が明らかである場合や、下痢など消化器系に不調があり、電解質が喪失しやすい状態にあるときに用いるものです。スポーツ飲料感覚で、暑い日の水分補給感覚で飲むことには適さないことをはじめに伝える必要があります。

　経口補水液は水とともにナトリウムなどの電解質が失われるタイプの脱水に適した飲みものです。日本人の多くは食塩を1日に10〜15gほど摂取しており、少しぐらいの発汗ではナトリウム不足の心配はありません。夏バテなどで食欲が低下しているときに高温多湿の環境で作業をするなど、流れるような汗をかくことが予想されるような場合に携帯しておくと、いざというと

きに安心です。

熱中症予防のための栄養相談（対象別）

●乳幼児

　体が小さく、体温調節機能も十分に発達しておらず、大人よりも高温に対処する能力が低いため熱中症になりやすいことを念頭におき、なるべく涼しい環境で、こまめに水分補給ができるようにアドバイスをします。温熱環境が予測されるような場所へ出かけなければならないときには、経口補水液を持参することも考えてよいかもしれません。小さい子どもは経口補水液の味を好まないことも予想されます。苦手な場合は必要なときに十分に飲めないこともあります。その場合にはリンゴの果汁などを薄めたものでも大丈夫です。大事なことは胃腸に負担の少ない飲みものをしっかりと摂れるようにすることです。また、夏場は温度の変化などで消化器系が弱ってしまうことも多いので、水分補給は常温かあまり冷やしすぎていないものを与えるほうが無難です。

●小中学生

　部活動など激しい運動をする機会がある場合に熱中症のリスクが高くなります。最近は学校でも運動中の熱中症対策として水を飲むよう勧めることが多くなってきていますが、授業中には水を飲めないため、クーラーのない教室はリスクが高いといえるでしょう。水分は飲みものだけでなく食事から摂取する割合は案外多いため、夜更かしなどで朝食をしっかりと食べていかない子どもほど、熱中症のリスクが高いといえるでしょう。食欲がなくても、果物やみそ汁、牛乳などの水分をしっかり摂らせてから送り出してあげることが大切です。

●お腹の調子が悪い人

　いわゆる夏バテ状態や食中毒や夏風邪などでお腹の調子が悪い場合には、温かく消化のよい食事を心がけることが第一です。冷たい飲みものやそうめん、刺身など清涼感のあるものは食欲をそそりますが、胃腸に負担をかけてしまい、夏バテや消化不良による下痢の原因になります。下痢による脱水は、ミネラル分も失われてしまうため、塩分も不足する低張性脱水になりやすい状況です。下痢症状がある人には経口補水液による水分補給を勧めるのがよいでしょう。

●高齢者

　こまめに水分を摂ることが第一です。あまり好ましい味ではない経口補水液は十分な水分量を確保しにくいため、基本は好きな物で水分を摂りましょうと勧めます。一人暮らしの高齢者では、自分のためだけに食事を用意するのが億劫になったり、食欲の低下から食事を抜いてしまう人が多いようです。高齢になるとのどの渇きを感じにくくなるため、水分摂取が疎かになりがちですので、食事からの水分摂取が大切になります。お話を伺う場合には、食事の摂取状況を聞くようにしてください。3食きちんと食べていない場合には熱中症のリスクは高いといえます。夜間の頻尿や失禁に悩んでいる人では、夕方以降の水分摂取を控える傾向があります。水分を控え頻尿予防をするメリットよりも、熱中症や脱水を起こすデメリットが大きいため、熱中症予防のためにもしっかりと飲みものを摂るよう伝えましょう。

●経口補水液のチェック項目

・下痢のときなど

・一人暮らしの人がお守り的に

・ナトリウム量が多いため、予防目的に飲まない

・小児の下痢による脱水予防に

・幼児が好まない場合にはリンゴ果汁もよい

・経口補水液を飲んで美味しく感じる場合には脱水状態の可能性が高い

・時間をかけてゆっくり飲むようにする

・リンゴ果汁でもよいが別途ナトリウムの補給を考えてもよい。リンゴ果
　汁に少し経口補水液を混ぜる、おかゆに塩味をつけるなど

・下痢のときでも母乳やミルクをやめる必要はない

参考文献

・日本救急医学会 . 熱中症診療ガイドライン2015.
・下痢の時、ミルクをストップして、経口補水液にする意味はあるのか？｜ドクターキッド（Dr.KID）
　https://www.dr-kid.net/ors-diarrhea-rct

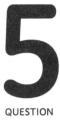

5

QUESTION

白い食べものが体に悪いって本当ですか?

POINT ▶
- 白い食べもの、白ではない食べものであっても摂りすぎには問題があります
- 精製塩／自然塩、白砂糖／三温糖／黒糖などは好みの問題です
- 牛乳で骨折しやすくなるかについて、信頼性の高いデータはありません

医師の立場から

　牛乳や白砂糖、白米などの「白い食べものが体に悪い」という話を聞いたことがありますか。食べものだけでなく、精製された塩が悪いと言われることもあります。医学的には俗説・迷信のたぐいですが、自然食を好む人たちの間で信じられているようです。

　牛乳は白いですがタンパク質やカルシウムの補給源になります。アレルギーや乳糖不耐症でない限り、避ける必要はありません。ヨーグルトも同様です。白砂糖は確かにとりすぎると肥満や血糖上昇の原因になり、よくありません。しかし、「色が白いから体に悪い」と信じていると、「黒砂糖や茶色い三温糖なら大丈夫」という誤解を招きかねません。色が白くなくても主成分はショ糖であり、白砂糖と同じく摂りすぎは避けましょう。

　白米は体に悪いという主張もよく聞きます。確かに、精製された穀物が2型糖尿病をはじめとした、いわゆる生活習慣病のリスクを上げるという研究

はあります。消化吸収が早く血糖値を早く上げやすい・食物繊維やミネラルが少ないといったことが理由のようです。海外では、精製されていない穀物（全粒穀物）を勧めているガイドラインもあります。白米も精製された穀物であり、白米の高い消費量と2型糖尿病のリスクが関連しているという報告もあります。一方で、関連がみられないという報告もあり、結果は一貫していません。食品と病気の関連は複雑であり、「白いから悪い」という判断基準は大雑把すぎます。

　工業的に作られた白い精製塩よりも、自然塩のほうがミネラル分を含んでいて体によいというのも誤解です。塩に含まれているミネラル分は微量であり、他の食品からも容易に摂取できます。差が出るほど大量の塩を摂取すると塩そのもの（ナトリウム）の害のほうが心配です。ただ、風味には差が出るのでお好みで使用するのはかまいません。

　体によいかどうかを色で見分けることはできないことを患者さんにご理解いただく方法として、白くても健康によさそうな食べものの例を挙げるのは有効かもしれません。例えば、豆腐や大根。どちらも色は白いですが、植物性のタンパク源や野菜として、自然食を好む人たちの間でも体によいとされています。

　患者さんが食に関する単純なルールを信じてしまう一因は、医療者が患者さんの疑問に十分に答えていないことにあるのではないでしょうか。食事について気軽に相談できる環境づくりは、食に関する誤解を解く有効な手段であると私は考えます。

管理栄養士の立場から

　「医師の立場から」にあるように、基本的には食べものの色で健康によい悪いは決まるものではありません。白い食べものを精製度の高い食品と考えた場合、精製された食品ばかり食べるのは、食物繊維やカリウムなど体に必要な成分が除去されてしまうためよくない、ともいえますが、これは程度問題でしょう。胃腸が弱っている人や、消化機能の十分に発達していない子どもに精製されていない穀類や、繊維質の強い野菜をあまり加工せずに食べさせるのは、消化不良を引き起こしかねず、デメリットのほうが大きくなる可能性もあります。「よい食べもの・悪い食べもの」みたいに、食べものの良し悪しは簡単には分けることができない、というのは知っておいてほしいと思います。

　管理栄養士として白い食べものは体によくないという話の中で特に問題だと考えているものに牛乳有害説があります。牛乳で骨折しやすくなる、アレルギーの原因になる、日本人の体質には合っていない、飲むと子どもがキレやすくなる、視力低下の原因になる、などさまざまなパターンがあります。信じている人も多く、子どもに牛乳を飲ませないようにしている家庭もあるようです。結論から述べますと牛乳を飲むほど骨折しやすくなることを示した信頼性の高いデータはありません。では、牛乳を飲むと骨折予防になるのかというと、実はそうでもなく、まだはっきりとはわかっていないというのが現状です。牛乳自体の骨折予防効果は不明ですが、牛乳に豊富なカルシウムの摂取量と骨折の関係を調べた報告はいくつも存在します。日本人を対象とした調査[1]では、カルシウム摂取量が少ない女性では腰椎骨折をしやすい傾向が見られています。

　特定の食べものや栄養素が健康にどのような影響を及ぼすのか、というのは予測が難しく、この栄養や食べものを摂れば○○がよくなる、悪くなると

いう単純明快なものではないようです。

　カルシウムを多量に摂取しても骨折の予防効果は期待できないかもしれませんが、望ましい量を摂取していないと骨折をはじめ、骨の健康を維持できないことはハッキリとわかっている事実です。牛乳は日本人の食生活では不足しがちなカルシウムを手軽に確保しやすい食品です。牛乳が体に合わないなどでなければ、健康のために食生活に採り入れてほしいと思います。

参考文献

1）Nakamura K, et al. Calcium intake and the 10-year incidence of self-reported vertebral fractures in women and men: the Japan Public Health Centre-based Prospective Study.Br J Nutr. 2009; 101: 285-294.

コラーゲンを摂れば床ずれが治りやすくなりますか？

QUESTION 6

POINT
- コラーゲンを用いた臨床は研究途上で不確定と考えておいたほうがよいでしょう
- コラーゲンを積極的に摂取することで、食が細い方にとっては結果的に不可欠アミノ酸が不足するリスクがあります

医師の立場から

　コラーゲンは皮膚や骨、軟骨などの結合組織を構成するタンパク質の一種で、タンパク質の中では最も多く生体内に含まれます。コラーゲンの経口摂取が褥瘡（床ずれ）の治癒を促すというテレビ番組が放送されたことがありますが、本当でしょうか？　タンパク質を経口摂取しても消化・吸収の際に分解されてしまいますので、創傷治癒過程における材料になる以外の特別な効果がないようにも思えます。ただ、そのような単純な話ではないようです。

　低栄養状態が褥瘡の治癒に悪影響を与えるのは確かです。コラーゲンを摂取することで栄養、特に皮膚組織のタンパク質の材料となるアミノ酸の補給にはなるでしょう。さらに、コラーゲンが分解されてできるペプチドの中には、線維芽細胞を刺激するなどの生理活性を持つものもあります。経口摂取しても一部は完全に分解されずにペプチドのまま血中に移行することも確認されています。理論上は、コラーゲンもしくはコラーゲンを分解して作られたサプリメントが褥瘡の治癒を促す可能性はあります。

コラーゲンを用いた研究

　実際にコラーゲンの経口摂取がどれぐらい褥瘡の治療に役立つかは、試験管内の実験や動物実験ではなく、ヒトの集団を対象にした臨床試験をしなければわかりません。文献を探してみたところ、コラーゲン加水分解物の摂取がプラセボと比べて褥瘡の治癒を早めたという二重盲検ランダム化比較試験がありました[1]。インドで行われた研究です。

　同じコラーゲン由来の製品でも、ジペプチド（二つのアミノ酸から成るペプチド）の含有量によって効果が異なる可能性があります。また、この研究における患者群は、平均年齢が40〜45歳、BMIが約26kg/m^2、血清アルブミンが約4.2g/dLと、私たちがよく診ることのある褥瘡患者とはだいぶ特性が異なります。同じ褥瘡でも、日本で多くを占める栄養状態が不良である高齢者の褥瘡にも効果があるかどうかはわかりません。

　『褥瘡予防・管理ガイドライン（第4版）』[2]においては、疾患を考慮したうえでコラーゲン加水分解物を補給してもよい（推奨度C1）という位置づけです。今後の研究に期待しつつ、現時点では、コラーゲンあるいはその分解物の経口摂取が褥瘡を治りやすくさせるエビデンスは存在するものの、一定の不確実性を伴うと考えたほうがよさそうです。

参考文献

1）Sugihara F, et al, Ingestion of bioactive collagen hydrolysates enhanced pressure ulcer healing in a randomized double-blind placebo-controlled clinical study. Sci Rep. 2018; 8: 11403.
2）日本褥瘡学会 . 褥瘡予防・管理ガイドライン（第4版）. 褥瘡会誌 . 2015; 17: 487-557.

管理栄養士の立場から

コラーゲンとゼラチン

　コラーゲン由来ペプチドの線維芽細胞刺激効果は検証途上の科学ですが、ゼラチンを食べると美肌になれるという俗説と混同されることが多いようです。コラーゲンとゼラチンの違い、健康への影響について理解をしたうえで栄養相談を行う必要があります。

　コラーゲンは骨や軟骨を構成するタンパク質の一つで、皮膚や腱などに柔軟さを与える役割を担っています。ゼラチンはふやかしてジュースなどに溶かすことでプルプルのゼリーやグミキャンディなどの材料にもなる凝固剤ですが、動物の骨や軟骨、ウロコなどコラーゲンが豊富な組織を水から煮出すことで作られます。そのままのコラーゲンは水に溶けませんが、加熱して変性すると水に溶けて消化のよいゼラチンのような性質に変化します。タンパク質を構成するアミノ酸はほぼ同じですが、ゼラチンになることでコラーゲンを一般的な食材として食べられるようになります。ちなみにコラーゲンペプチドの粉末を溶かして固めてもゼラチンのようにプルプル固まるゼリーは作れません。

　コラーゲンペプチドを配合した健康食品はもしかすると、褥瘡や皮膚の治癒効果があるかもしれませんが、美肌や肌の若返りといった効果を期待できるものではありません。食べものよりも保湿や紫外線対策など直接的な肌のお手入れを推奨しましょう。

　褥瘡への効果を期待してコラーゲンを摂取するのは無駄ではないかもしれませんが、低栄養が心配される高齢者の場合には、健康を損なうリスクがあるため、対象者の食事状況や栄養状態を確認するようにします。

コラーゲンのアミノ酸組成

　コラーゲンを構成するアミノ酸は他の動物性タンパク質と比べると独特のアミノ酸組成で、グリシン、プロリン、ヒドロキシプロリン、アラニンという4種類のアミノ酸からできており、不可欠アミノ酸が含まれていません。そのためコラーゲンやゼラチンをタンパク質の栄養価の指標であるアミノ酸スコアで見るとゼロであり、タンパク質としての栄養価はとても低いことがわかります。

　低栄養の高齢者は褥瘡ができやすく、治療も難しいことが知られていますが、低栄養の原因として、食欲低下や消化管の機能低下などの理由で、十分な食事をすることが難しいケースがよくあります。このようなタイプの高齢者が効率よく栄養補給するためには、食べやすく量があまり多くなく、必要な栄養素がとれる食品が理想的です。コラーゲン飲料やゼリーなどのサプリを飲んで満足してしまい、他の大事な食事が摂れなくなると低栄養が悪化するおそれもあります。

　褥瘡のある高齢者が利用する場合であれば、不可欠アミノ酸がしっかり確保できる状態なのかを確認しましょう。低栄養が疑われるケースであれば、コラーゲン配合タイプよりも総合栄養タイプの栄養補助食品を勧めるとよいでしょう。

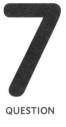

7
QUESTION

風邪のとき、あっさりしたものと栄養たっぷりなもの、どっちを摂るのがいいですか?

POINT ▶
- まずはのどを通り、栄養や水分を補給できることが大事です
- 消化器系の症状のときは消化しやすさにより注意してください

管理栄養士の立場から

風邪の症状と食事への配慮

　風邪に対してはこういう食事がいいと明確には言えませんが、症状によっては普段通りの食事が苦痛になることがあります。風邪のときに食べる食事といえば「お粥」や「やわらかく煮込んだうどん」などが思い浮かぶ人も多いと思いますが、風邪症状に対して理にかなった食事といえるでしょう。

　風邪の主な症状に鼻閉がありますが、私たちは食べものを咀嚼するときには基本的に口唇を閉鎖し、咀嚼している間は鼻で呼吸をしています。また、食べものを飲み込む間は呼吸を止め、咽頭から食道まで流れた後、呼吸が再開されます。

　鼻での呼吸が困難な場合、息を止めて咀嚼するか、咀嚼の途中で口呼吸をする必要があります。水分が少なかったり、硬さのある食材は咀嚼に時間がかかるため、呼吸器系の風邪のときにはご飯よりもお粥のようなかむ必要が

少なくのどを通りやすい食事が適しています。

　食事に関係する風邪の症状としては他に嗅覚異常や咽頭痛等、消化器系の不調が挙げられます。食事形態としてはご飯よりもお粥、焼き魚よりも煮魚、生野菜より野菜スープがおすすめです。さっぱりと食べやすそうなお刺身ですが、消化に時間がかかり、あまり咀嚼しないで食べると消化不良の原因にもなります。消化器系の症状のある風邪の場合には、生ものや冷たい飲みものは量を控えてもらうようにしてください。

医師の立場から

　風邪を引いたときにどのような食事を摂ればいいのか相談されるかもしれません。実際のところ、風邪のときに推奨される食事について明確なエビデンスはないと思います。個人の好み、文化的背景、症状の重篤度によっても異なります。風邪は経過の短い自然治癒する疾患です。慢性疾患なら長期的な栄養計画が必要になることもあるでしょうが、風邪ならば好みを優先してもいいでしょう。

　私は臨床の場では「好きなものを食べてください。できれば消化がよいものを。水分はしっかり摂ってください」と説明しています。栄養があるに越したことはないですが、胃が受けつけないなら無理に食べなくてもかまいません。逆に言えば、無理なく食べられるならなんでも食べてかまいません。
　私が子どもの頃は、風邪にはすりおろしたリンゴが定番でした。食べやすく、糖分や水分だけでなく食物繊維も含まれており、理にかなっています。リンゴをすりおろすという一手間をかけることで「風邪を引いた子どものためになにかしてあげたい」という看病する側の気持ちも満たすことができま

す。もちろんリンゴがなかったり、おろし金が家になかったりしたら、リンゴにこだわる必要はありません。例えば、市販のゼリーなどでも十分です。

　海外ではチキンスープが定番のようです。食べやすく水分やタンパク質が摂れるからでしょう。日本であれば、ひと昔前は卵酒が定番でした。やはり、タンパク質が摂れます。ショウガを使ったレシピもたくさんあります。風邪をきっかけに目先の変わった料理を楽しむのもよいかもしれません。

　風邪の個別の症状については、ハチミツが咳に効果があるとする研究が複数あります。小児の研究が多く、コクランの系統的レビューもあります[1]。ハチミツは、無治療あるいはプラセボと比べて、おそらく咳の症状を軽減させます。なお、乳児ボツリヌス症のリスクがあるため1歳未満の乳児に対してはハチミツは禁忌です。ハチミツの種類や投与方法は研究によってまちまちで、積極的にハチミツを勧めるのは難しそうです。ただ、「咳に対してなにか治療はしてほしいが、薬は副作用が心配だ」というような患者さんに対しては有効な選択肢だと思います。

参考文献

1）Oduwole O, et al. Honey for acute cough in children. Cochrane Database Syst Rev. 2018; 4: CD007094.

健康食品❷
保健機能食品

名取：いわゆる健康食品に比べれば、制度で管理されているトクホは安心して勧められるイメージがあって、わりあいいい印象があったのだけど、新しく導入された機能性表示食品制度ってどうなの？　最近トクホの印象が薄いのとなにか関係あるのかな。

成田：実は、トクホの市場規模は横ばいか減少傾向で、新規に登録される食品もピーク時の5分の1程度に低迷しているようです。トクホが始まって25年以上ですが、機能性表示食品は登録数も市場規模もわずか5年で追いついたことになります。

名取：制度が活用されているという目で見ればよいところだけど、トクホの審査にお金や時間もかかるという煩わしさに関係しているのかな？　食品の安全性や有効性を評価するには時間やお金がかかるのは当たり前だし、そこを飛ばしてしまうのであれば、信頼性はどう担保されるのだろう。

成田：機能性表示食品では、実際に販売する食品そのものじゃなくても、関与成分について有効性があることを示す科学的根拠があればOKとなっていて、臨床試験の結果やシステマティックレビュー（以下SR）を資料として示すことが必須です。単純化すると国の審査と許可が必要なのがトクホで、科学的根拠の資料を企業の責任で消費者庁に登録すれば販売ができるのが機能性表示食品ですね。登録された食品を見ると、SRを科学的根拠にしたものが大多数となっています。

名取：製品ごとに審査されるのではなく成分についてのSRの引用でOKということですね。SRっていわゆるエビデンスのピラミッドの最上位にあるので、科学的根拠が十分に担保されているだろうと一般の人だとそ

　う考えてしまうのは当然だけど、そこに落とし穴があるんだよね。メタ解析やSRといっても実はピンキリで、最近だと新型コロナにイベルメクチンが効くと称するメタ解析が複数あったけど、専門家集団からの評価は高くなかったりします。SRの基本は個々の臨床研究の結果をもれがないように集め、集めた臨床研究についても、質の評価を行いバイアスの大きいものや利益相反に疑問があるものなどを除外し、質の高い研究報告のみをメタ分析するものです。それが守られていて初めて信頼性が担保されるというわけなんです。コクラン共同計画のような機関がレビューしたものならともかく、ダメなものの寄せ集めじゃ意味ないんですよ。

成田：SRというだけじゃ信頼できないということなんですね。正しく行われているかどうかという前提条件が守られていて初めて意味があるという。最近だとSNSでよく、エビデンスがあるのか、エビデンスがあるから正しい、というような話を見かけますが、そのエビデンスは果たして妥当なのか、というのも評価できないと簡単に騙されてしまうんですよね。前提条件を疑う、評価できるかというのが専門家に求められる要件の一つですよね。機能性表示食品制度のウリは根拠を消費者でも誰でも確認できるよう、消費者庁のサイトにアップされているわけですが、消費者個々人がSRの妥当性なんて判断できるはずもないですよね。

名取：もちろん、専門家の目もありますから全くのザルではないと思うけど、専門家だってそんなに暇はないよね。処方薬だと医師や薬剤師さんが論文を読み込んで批判的吟味をできるけど、専門家を介さず消費者が直接選ぶ機能性表示食品だとどうしてもチェックは甘くなるでしょう。

成田：2020年末で登録数は3,700を超えているそうなので、個々の申請内容について評価・吟味するのは現実的でないですね。そうなると、参入している会社の企業倫理に期待するしかありません。届け出された

研究レビューの妥当性を評価した論文[1]によると、SRの質を評価するチェックリストに従って2016年に消費者庁が行った検証で、総じて不備の多いSRが多かったことを報告し、指摘事項について改善が期待されたんですね。ところが2018年の再検証でも、指摘事項が改善されていないばかりかむしろ不備率が高くなっていたと報告しているんです。

名取：どうして改善されなかったのでしょう？

成田：先に届け出された食品が根拠としている質の低いSRをそのまま再利用し、同じ関与成分の製品を販売する会社がいくつも出てきたからでは、と推測されています。実際に販売する食品の有効性を示す必要はなく、関与成分についてのSRでOKだから、同じSRを使い回すこともシステム上は可能です。

名取：成分についてのSRの引用でOKとした制度の弊害ですね。お金も時間もかけずに効果効能が謳える美味しい制度だと思って参入した企業に企業倫理は期待できないでしょう。もちろん中にはキチンとしたSRを根拠に販売している商品もあるでしょうが、この報告の通りであれば、ハズレを掴む可能性が高そうですから、私たちとしてはあまりおすすめできませんね。

成田：お金がかかってもちゃんと手続きを踏んでトクホとして販売されている食品を勧めるほうが無難でしょう。私が実際にアドバイスをするとしたらそうしますよ。

名取：私も同意見です。ただ、全部が全部ダメというわけではないので、例えば、栄養学的にも裏づけの多い食物繊維が関与成分の商品であれば、明らかに不足気味の人に勧めるのはありかなぁと思います。

成田：そうですね。砂糖や果糖が入った甘い飲みものを、機能性表示食品の健康茶に切り替えるような使い方でしたら悪くないと思いますし、やはり使い方ですね。機能性表示食品の現状を理解したうえでお客さん

に説明できることが大事なんじゃないでしょうか。

名取：果糖といえば、害を強く主張する人が多くなっている印象があります。臨床的には果糖入りの点滴はブドウ糖入りの点滴と比べて血糖値を上げにくいとされていますが、経口摂取での影響はどうなんでしょうか。

成田：果糖の多い飲料などからの果糖摂取量が多くなると血圧や血中中性脂肪が上昇する傾向があるという報告はありますが、果糖が多い果物であっても、果物として食べた場合は、その影響がみられないようです。果糖はもともとショ糖よりも同じ量だと1.5倍ほど甘いとされていますが、果糖には水酸基の空間的位置の違いからα型とβ型の二種類があって溶液を低温にするとα型の3倍甘いβ型の割合が増えるんです。なので、冷やして飲むことが多いジュースに果糖を加えるというのは少ない量で十分な甘さが実現されますから、糖質摂取量を節約することも可能なんです。ショ糖と比べて果糖が悪いとは明確には言えません。

名取：果糖含有飲料はカロリー過多になりやすいので注意すべきですが、ショ糖と比べて果糖のほうが害が大きいとは言えないわけですね。

参考文献

1）上岡洋晴. 機能性表示食品制度におけるシステマティック・レビュー　消費者庁による検証事業の前後比較評価. 化学と生物. 57; 10: 601-608,2019.

Part

3

慢性疾患に対する
栄養指導

1

脂質異常症の食事はなにを
注意したらよいですか?

POINT ► ● 特定の食品が効くことはありません

● 食品に関してはバランスが大事です

● スタチンは有効性のエビデンスが豊富な薬ですが、禁忌
もあるので薬剤師のチェックが重要です

管理栄養士の立場から

　薬物、運動、食事療法の三者のバランスが重要であり、食事療法は治療に
おいては補助的な位置づけになります。肥満を併発している場合には減量に
より血中脂質や動脈硬化の改善が期待できるため、食事療法の目的は減量を
優先します。

　薬物療法を行うほどでない適正体重の人であれば、運動と食事療法が基本
になります。食事療法を続けても効果が現れないことがあり、モチベーショ
ンを維持するのが難しいケースがみられます。血中脂質が改善されなくても、
動脈硬化の進展予防など、健康的な食事による他の病気を予防する効果が期
待できるため、数値に一喜一憂する必要はないことを伝えるとよいでしょう。

血中脂質に影響を与える栄養素

　脂質異常症の食事療法は脂質やコレステロールを単純に減らせばよいと

表3-1-1　血中脂質に与える栄養素等の影響

	総コレステロール	LDL	HDL	中性脂肪
飽和脂肪酸	↑↑	↑↑	↑	
一価不飽和脂肪酸		↓	↑	↓
n-6 系脂肪酸				↓
n-3 系脂肪酸				↓↓
トランス脂肪酸	↑↑	↑↑	↓	
コレステロール	↑	↑		
アルコール			↑	↑↑
糖質				↑↑
食物繊維	↓	↓		

いうものではありません。血中の中性脂肪は食事中の脂質よりも糖質やアルコール摂取量との相関があり、糖質量を減らしその分脂質の摂取量を増やすことで低下が期待できます。それぞれの血中脂質と各栄養素等の関係をまとめました（**表3-1-1**）。

高コレステロール、高 LDL が気になる人への対応

　飽和脂肪酸の割合を減らし、コレステロールの多い食品に気をつけることが基本になります。食生活のアドバイスとしては、食べる量を減らしたり脂質を控えるよりも、牛肉・豚肉や卵を食べる頻度を減らし、魚を食べる頻度を増やすことを優先します。水溶性食物繊維はコレステロール排出を助けるため、主食には全粒穀物を、果物や野菜、海藻類を食生活に取り入れるとよ

いでしょう。コレステロールについては、日本人の食生活を考えると鶏卵や魚卵以外は気にしなくてよいケースがほとんどです。魚にもコレステロールの多いものがありますが、他の健康上のメリットが上回るため、禁止する理由はありません。

HDL が低い人への対応

　HDLへの食事の影響は大きくないため、食事療法よりも適度な運動を勧めることが基本になります。アルコール摂取はHDLを高くする[1]働きがありますが、LDLや肥満など他疾患のリスクを上昇させますのでHDL改善目的の飲酒は推奨されません。

　HDLを低下させる食事要因の一つにトランス型の脂肪酸があります。マーガリンやショートニング、外食店での揚げ油、冷凍食品の揚げ物などに含まれていることが多いため、食生活を聴き取るときに確認するようにします。最近は健康への影響を考慮し、マーガリンでもトランス脂肪酸の少ない商品が主流になってきていますので、不安な場合はパッケージやメーカーのホームページで確認をするとよいでしょう。

　糖尿病もHDLを低下させる要因であるため、疾病の有無や血糖コントロールが行われているかを併せて確認するようにします。

中性脂肪が高い人への対応

　中性脂肪を高くする食事要因として、アルコールと糖質が挙げられます。特に飲酒量の多い男性では、飲酒をやめることで、中性脂肪が大きく改善されることも知られています。中性脂肪を含む食事を食べても上昇しない反面、糖質摂取量が多くなるほど中性脂肪は上昇します。一般の人では誤解されていることも多いため、脂質を控えているかどうか確認することをおすすめし

ます。糖質のうち、果糖は中性脂肪に与える影響が大きいことが知られています。果糖を含んでいても果物は控える必要はなく、清涼飲料水のような果糖を多く含むソフトドリンクに気をつけるよう伝えるとよいでしょう。

血中脂質によいとされる食品や健康食品

　納豆がいい、n-3系脂肪酸がいい、コレステロールカットの食品を利用する、など血中脂質によいと紹介される食品がありますが、特定の食品を食べて改善を期待するよりも、食生活と運動量を見直して改善を図ることが基本です。植物油のパッケージに「コレステロール0」の表示をつけた商品をみかけますが、植物性食品にはコレステロールは基本的に含まれておりません。コレステロールが含まれない油でもとりすぎれば肥満を招き、血中脂質全体に悪影響を与えることも考えられます。

　特定保健用食品では「コレステロールが高めの方に適する」という表示が許可されており、キトサン、大豆由来タンパク質、植物ステロールなど含む食品が代表的なものです。摂取量を守る限り安全性が確認されており、特定保健用食品の中では効果が期待できる部類ですので、好みで利用するのは問題ないと考えられます。

参考文献

1）Zaid M, et al. Associations of High-Density Lipoprotein Particle and High-Density Lipoprotein Cholesterol With Alcohol Intake, Smoking, and Body Mass Index- The INTERLIPID Study. Circ J. 2018; 82: 2557-2565.

医師の立場から

脂質異常症治療のねらい

　脂質異常症は血中のコレステロールや中性脂肪の値が正常域から外れている状態を指します。健康診断などで行われる採血検査の項目に採用されているため、「コレステロールの値」を気にする患者さんも多くいらっしゃいますが、高血圧や糖尿病と同様に、治療の目標は検査値を改善することではなく有害なアウトカムを減らすことにあります。

　脂質異常症は動脈硬化性疾患、特に冠動脈疾患のリスク因子です。脂質以外のリスク因子との兼ね合いで管理目標値が異なります。冠動脈疾患の既往があれば厳しく、糖尿病、慢性腎臓病、高血圧などのリスク因子がなければ緩い目標値になります。また、臨床の現場では服薬への抵抗や病気に対する不安といった患者さんの価値観も考慮されます。

境界例での生活改善の重要さ

　冠動脈疾患の二次予防や家族性高コレステロール血症といった高リスク例ではスタチンをはじめとした薬物治療が必要ですが、薬物治療を行うか行わないかを迷うような境界例では生活習慣改善が相対的に重要になります。それに、境界例の数は非常に多く、境界例への介入は一人一人についての効果が小さくても、公衆衛生学的見地からは大きなインパクトがあります。

　生活習慣改善は、適正体重の維持、禁煙、節酒、運動、そして食事です。患者さんそれぞれの個別の事情を汲んで、できることから行います。これらの生活習慣改善は、一つ一つの介入の効果はさほどは大きくはありません。目に見えて検査値が改善するとは限りませんが、脂質異常症に限らず高血圧

や糖尿病といった他の疾患に対してもプラスの効果がありますし、小さな効果でも積み重ねることで大きくなります。目先の数字にこだわらず持続可能な生活習慣改善を支援しましょう。

　生活習慣改善で十分な効果が得られないときは、薬物療法を考慮します。脂質異常症に使用される薬剤は、スタチン（HMG-CoA還元酵素阻害薬）、フィブラート系薬剤、小腸コレステロールトランスポーター阻害薬、陰イオン交換樹脂、多価不飽和脂肪酸、新しいところではPCSK9阻害薬などがあります。それぞれ薬剤の特性を考慮しつつ使い分けられます。もちろん、薬物療法を開始しても生活習慣の改善は続けます。

　特にスタチンは豊富なエビデンスと投与実績があり、高LDLコレステロール血症の第一選択薬として広く使われています。ご承知の通り、スタチンの種類によっても代謝経路の違いがあり、チトクロームP450（CYP）等を介して薬物相互作用を起こします。併用禁忌の薬剤もあります。医師が処方するときにも注意していますが、薬剤師によるチェックは最後の砦です。遠慮なく疑義照会してください。

2
QUESTION

糖尿病の食事はなにを
注意したらいいですか?

POINT ▶
- 旧来のガイドラインの低エネルギー・低脂肪食では、標準体型の患者さんにとって、必要なカロリーに満たないことがあります
- 運動療法をするためには体型にあった十分な栄養を摂ることも重要です

● 管理栄養士の立場から

　薬局での相談場面を考え、2型糖尿病と耐糖能異常のある方の糖尿病予防に必要な食事療法の基礎知識について説明します。糖尿病の食事療法は、単独で糖尿病リスク要因となる肥満の予防や、高血糖状態の是正を目的に行われるものです。

　糖尿病食といえば、医療関係者の間でも肥満の是正および予防の観点から低エネルギー食が推奨されてきた歴史がありますが、2019年のガイドラインでは、目標体重と身体活動レベルに基づくエネルギー係数 (kcal/kg) から計算される値を目安に総エネルギー摂取量を設定し、その後、身体活動、体重の変化、代謝のパラメータ等を考慮しエネルギー摂取量を個人ごとに設定することを推奨するようになっています。

　昔ながらの低エネルギー低脂肪食というイメージを持ち続けている人もまだまだ多く、知識のアップデートが必要です。

低エネルギー食の問題点

　肥満や過体重の人では減量をすることで、糖尿病の発症を抑制し[1]、糖尿病に関連する臨床パラメータが有意に改善される[2]ことが報告されています。

　糖尿病に対する減量の効果は明らかですが、適正体重の患者さんに対しても低エネルギーの食事が処方され、食事療法を継続することで病的な体重減少を招いたり、厳しすぎる制限から食事療法を遵守できないという問題も指摘されてきました。

　また、糖尿病の非薬物療法としては食事と運動が治療の両輪ですが、低エネルギー食では運動に必要な栄養が不足し、筋力向上が見込めなくなるおそれがあります。

望ましい体型とされる BMI の範囲と体重の目安

　目標となる体重の目安はBMIから算出しますが、総死亡率の低いBMIは年齢により異なるため、以下の式を参考にします。

　65歳未満：[身長(m)]^2×22

　65歳以上：[身長(m)]^2×22〜25

※75歳以上の後期高齢者については65歳以上の値を参考に、現体重から大きな減量を目指すようにはせず、筋力低下などの虚弱状態を招かないよう十分な配慮のもと、目標体重を判断します。浮腫が強いケースでは体重で栄養状態の判断をすることが難しいため、アセスメントを行う際には確認を忘れないようにします。

個別性に配慮したエネルギー摂取量の設定

　糖尿病診療ガイドライン2019[3]では、文献より糖尿病と非糖尿病でエネル

ギー消費量（基礎代謝）に差異はなかったと報告しています。ところが、ガイドライン記載の目安量で計算を行うと、食事摂取基準で示されているエネルギー必要量と比べ低いエネルギー量が算出される問題があります。

➡ P.89「**COLUMN**：ガイドラインに基づいたエネルギー設計」を参照

糖尿病食は低エネルギー食であると考えられていた名残のような数値であり、この数値の基となるようなエビデンスもガイドラインに示されているものではありません。本人の体にあった食事摂取量を設定するためにも、エネルギー量の目安は食事摂取基準のものを使用することを推奨します。

目標とする体重については、前掲したBMIの目安を参考に個人差を考慮して設定します。体組成も重要な要素で、筋肉質の人や骨格のがっしりした人ではBMI 22より高めに設定するとよいでしょう。アセスメントを行う場合には浮腫の有無にも注意します。浮腫がある場合には正確な体重は評価できないため、浮腫の解消を図ることが必要になります。また腹囲や体脂肪率などのデータもあれば参考にしましょう。体脂肪率が高くない人では糖尿病であっても減量は不要であるケースもあります。

高度の肥満では医師の指導のもと、適切な減量計画を進める必要がありますので、医療機関の受診を勧めましょう。

食事量の評価

1日のエネルギー摂取量の目安を設定しても、普段の生活で忠実に守ることはとても難しいことです。また、実際の食事を正確に栄養計算することも難しいため、食事の評価は食事量を丁寧に聴き取るよりも体重の変化で評価します。

一般に1kgの体重変化を脂肪細胞によるものと考えると、エネルギー摂取量では7,000kcal程度に相当するとされています。毎日の体重変化は水分によるものが大きいため、月単位で体重の変化を見てエネルギー換算し、1日

COLUMN

ガイドラインに基づいたエネルギー設計

40歳男性（身長170cm、BMI 22 ＝体重63.6kg）の標準体型で1日何キロカロリー必要でしょうか？

Q-1　糖尿病の治療ガイドライン（2019）に基づくと

計算式：標準体重×身体活動量

身体活動量：軽い労作 25～30、普通の労作 30～35、重い労作 35
　　　　　　　～　それぞれで算出

計算式：総エネルギー摂取量（kcal/日）＝目標体重（kg）×エネルギー
　　　　係数（kcal/kg）

A-1

軽い労作	1,590 ～ 1,908kcal
普通の労作	1,908 ～ 2,226kcal
重い労作	2,226kcal ～

Q-2　日本人の食事摂取基準2020に基づくと

30～40歳男性の基礎代謝基準値（kcal/kg体重／日）：22.5

基礎代謝基準値×標準体重＝基礎代謝量

22.5 × 63.6 ＝ 1,431

総エネルギー必要量は基礎代謝量×身体活動レベル

身体活動レベル　低い（1.50）　普通（1.75）　高い（2.0）それぞれで算出

A-2

低い	2,147kcal/ 日
普通	2,504kcal/ 日
高い	2,862kcal/ 日

当たり摂取エネルギーの過不足を評価します。

1ヶ月で0.5kgの体重増加のある例

  1kg当たり7,000kcalとして……　0.5 × 7,000 = 3,500

  1ヶ月を30日として……　3500 ÷ 30 ≒ 117

  1日平均　117kcal程度のエネルギー過剰と評価

　このままでは普段の食事のなにがエネルギー過剰に結びついているのかを推測できないので、食事記録など食事調査が必要になりますが、訓練を積んだ人でないと正しい評価は不可能です。

　それに代わる手段として提案したいのが、写真による記録です。多くの方に普及しているスマホを利用し、毎食の食事記録として残します。100kcalの食べもの表目安や食品交換表などを参考に、1日当たりでこれぐらい食事を増減させる必要があることを具体的に伝えます。

➡ P.162「付録1：100kcalの食品目安」を参照

低脂肪食と糖質制限食

　エネルギー制限のため、脂肪を控えた食事が勧められることもありますが、現在のところ特定の栄養素が糖尿病の管理に関わることを示す十分なエビデンスはありません。そのため診療ガイドラインでも栄養素のバランスの目安は健常人の平均摂取量に基づいてよいとしています。

　糖尿病の食事療法は毎日行うものですから、低脂肪でも低炭水化物でも極端な栄養バランスの食事は挫折のもとになりかねません。栄養素のバランスよりも、毎食欠かさずに食べること（「1日3食食べないとだめですか？」の項目参照）と、1回の食事量を同じぐらいにすることのほうが大事であることを伝えましょう。

　最近話題になることの多い糖質制限食については、半年〜1年の短い期間ではHbA1cの改善傾向が示されたというメタ解析の結果が出ていますが、それ以上の期間では効果がみられなかったとされています。これは糖尿病の病態や栄養要求量の個人差もあると思いますが、糖質制限を長期間続けることの難しさも関係していると考えられます。

　糖質制限食の中には糖質エネルギー比を40％未満に抑える極端なものもありますが、管理栄養士であっても栄養バランスを確保しつつ、美味しく、消化器官に負担をかけないよう毎日実行するというのはかなりの困難があります。糖質制限に善悪の結論は出ていないものの、誰でも続けられるような食事療法ではないため、一般の方には勧められませんと伝えてしまってよいでしょう。糖尿病をよくするために他の病気になってしまっては本末転倒です。

　糖質制限自体は勧められませんが、1回の食事に含まれる糖質量を調整することは食後高血糖の予防には有効と考えられます。

　外食やイベントなど、普段は食事を制限している人でもう少し食べたい場面でも、糖質量の少ないものを選ぶようにすれば、血糖に与える影響を少なくすることができます。痩せている糖尿病の人であれば、運動を増やしながら体重増加を図る場合にもこの方法は有効です。糖尿病の基本であるバランス食に、運動に見合った低糖質の食事を追加するのもよいでしょう。

糖尿病の食事や生活の工夫 Q&A

Q：野菜を先に食べると食後高血糖が予防できると聞きましたが、本当に効果はありますか？

A：食物繊維の豊富な野菜を先に食べると食後高血糖の上昇を抑制することが、糖尿病患者の自己血糖測定で示唆されていましたが、HbA1cの低下や体重の減少作用[4]についても報告があります。食物繊維に限らず、タンパク質や脂質の多い食品と一緒にご飯やデンプンの多い食品を食べ

ると、単独で食べた場合に比べ血糖値の上昇が緩やかになることも知られています。「野菜先食べ」はそれに加え、食事をゆっくりとることで満腹感を感じやすくさせるために減量の効果も期待できるようです。

Q：間食にはどのような食べものがおすすめですか？

A：単品を食べることの多い間食では、糖質量の多い菓子や加工品は避けるほうが無難です。ナッツ類や乾物、果物などがおすすめです。牛乳は血糖値を上げにくく栄養価も高い食品ですので、乳製品もよいでしょう。

Q：糖尿病に効果のあるサプリメントはありますか？

A：サプリメントのような食品では糖尿病を改善することは現状では期待できません。一般に糖尿病によいと言われるマグネシウムやバナジウムについても有効性を示すデータは得られておりません。
糖質の吸収を抑制する作用のある食品については一定の効果は期待できますので、ジュースなどの代わりに飲用するのであれば勧めてもいいと思います。

Q：糖尿病の食事相談には食品交換表が必要ですか？

A：薬局での栄養相談では、専門的なアドバイスは難しいと思いますので、糖尿病の食事療法の全体像を掴んでおくことが重要です。食品交換表がどのようなものかを知っておくことは大事ですが、使用方法などの説明は医療機関で行うものと考えます。食品交換表はエネルギー制限の必要性のある糖尿病の人に合わせた設計ですので、活動量の多い人には不向きと思います。使い方が難しい、食事量が物足りないという相談であれば、医師や管理栄養士に他の食事療法を試したいと伝えるのもよいかもしれません。

参考文献

1）Knowler WC, et al. Reduction in the incidence of type 2 diabetes with lifestyle intervention or metformin. N Engl J Med. 2002; 346: 393-403.
2）Franz MJ, et al. Lifestyle weight-loss intervention outcomes in overweight and obese adults with type 2 diabetes: a systematic review and meta-analysis of randomized clinical trials. J Acad Nutr Diet. 2015; 115: 1447-1463.
3）日本糖尿病学会. 糖尿病診療ガイドライン2019. 南江堂, 2019.
4）Imai S, et al. A simple meal plan of 'eating vegetables before carbohydrate' was more effective for achieving glycemic control than an exchange-based meal plan in Japanese patients with type 2 diabetes. Asia Pac J Clin Nutr. 2011; 20: 161-168.

医師の立場から

　糖尿病の治療の目標は合併症の予防による生活の質の維持や健康寿命の延伸です。HbA1cや血糖値といった検査値は有用ですがあくまで代理指標です。現在のガイドラインではHbA1cのコントロール目標値は血糖正常化を目指す際には6.0%未満、合併症予防のためには7.0%未満、治療強化が困難な際には8.0%とされています。実際の臨床ではHbA1cの目標値はこの三通りに限られるわけではなく、個々の患者さんの事情、例えば既往や糖尿病以外のリスク因子、罹病期間、低血糖リスク、患者さんの価値観などが勘案されるのが実情です。

　医師の考えもそれぞれですが、傾向としては、できるだけ検査値は正常に近いほうがいいし、患者さんもそのために努力すべきであるという考えの医師が多いようです。さすがに最近ではめったにいないと信じたいですが、以前は検査値が悪いと患者さんを「叱る」医師もいました。とんでもないことです。叱って病気がよくなるならともかくそうではありません。叱るのではなく、検査値が悪化した原因を探り、改善できるよう患者さんを支援するのが医療者の役割です。

叱ることはしないまでも、検査値が悪いのは患者さんの自己管理が足りないせいだと医療者は考えがちです。しかし、糖尿病の発症や進行には生物学的および社会学的な要因が複雑に関与しており、個人の努力不足のせいにしてしまうのは安易に過ぎます。これは糖尿病に限らず、いわゆる「生活習慣病」全般に当てはまります。生活習慣病という名称はライフスタイルへの介入で病気の予防や改善が期待できることを周知したというよい点だけではなく、安易な自己責任論につながりやすいという負の側面もあります。

　糖尿病コントロールの悪い患者さんは、食事療法が守れず、運動療法を怠り、服薬コンプライアンス不良だと思われていますが、それはステレオタイプに過ぎません。「糖尿病は自己節制が足りないせいで起きる」という偏見に患者さんはさらされています。時には家族からも批判されます。自分自身を責めて罪悪感に苦しんでいる患者さんもいらっしゃいます。病気に伴う苦痛は合併症だけではなく、社会的、心理的な苦痛もあるのです。すべての医療者はこうした糖尿病の負のステレオタイプの形成を助長してはいけません。医療者の何気ない一言が患者さんを苦しめることがある点に自覚的でいましょう。

　「そんなだからよくならないんですよ」といった患者さんを責める言葉は禁忌であると私は考えます。薬がたくさん余っていたり、間食をしたことを打ち明けられたりしたときでも、患者さんを責めてはいけません。あらかじめ代替案を考えておきます。例えば、共感や感謝の表明です。具体的には「薬を間違いなく毎日飲むのはけっこう大変ですよね（共感）」「間食したことを正直に教えてくださってありがとうございます。おかげで一緒に対策を考えることができます（感謝）」などです。あるいは、単に傾聴するだけでもかまいません。また、検査値がよくなったときには励ましの言葉をかけることも忘れないでください。よくならなかったとしても努力を評価しましょう。よく言われているのは「どこもほめるところがなければ受診したことをほめる」です。闘病生活は長期にわたります。ポジティブなサポートなしではしんどいです。

運動療法

　薬や食事だけではなく運動について聞かれることもあるでしょう。運動療法は食事療法と並んで糖尿病治療の両輪です。ただし、進行した糖尿病の人が激しい運動をすると低血糖や虚血性心疾患を起こすことがありますので医師の指示に従うようにしてください。運動の前にメディカルチェックを要することがあります。また、胸痛や呼吸苦があれば運動を中止して医師に相談するようにしましょう。

　運動に糖尿病を予防したり改善させたりする効果があることは確かです。直接的な効果は運動によって血中のブドウ糖が筋肉に取り込まれ血糖値を下げることですが、それだけではありません。エネルギーの消費を増やすことで肥満の改善が期待できます。筋肉量が増えることで基礎代謝量も増えます。血圧や脂質代謝にもよい影響があり、糖尿病治療の目的の一つである心血管疾患の予防に寄与します。

　どれぐらい運動するかは個別に考えなければなりませんが、ガイドラインでは、中強度の有酸素運動を週に150分かそれ以上、レジスタンス運動を週に2〜3回それぞれ行うとされています[1]。

　中強度の運動とは自覚的に「楽である」から「ややきつい」、心拍数だと50歳未満で100〜120/分、50歳以上で100/分以内がおおまかな目安で、個人差もありますが速めのウォーキングか軽いジョギング程度です。ガイドラインでは「週に3回以上、運動をしない日が2日以上続かないように」行うとありますが、血糖値の安定を目指すなら、できるなら毎日行ったほうがいいと考えます。

　レジスタンス運動とは筋肉に抵抗（レジスタンス）をかける運動で、いわゆる筋肉トレーニング（筋トレ）です。筋肉が回復する時間が必要ですので、毎日ではなく連続しない日程で行います。腕立て伏せやスクワットを10〜15回を1セットとし、1〜3セット、無理のない範囲内で繰り返します。

ガイドラインでは以上のような感じですが、「有酸素運動を週に150分か
それ以上」ってけっこう大変です。いきなり目標を高くすると続きませんの
で、できるところから始めます。できない理想よりもできる妥協です。つら
い思いをして運動するのではなく楽しめるような工夫をしましょう。治療の
目標は生活の質の維持です。QOLが落ちるようなら本末転倒です。

参考文献

1）日本糖尿病学会．糖尿病診療ガイドライン2019．

┌─ **COLUMN** ─────────────────────────

薬局でできる減量アドバイス

●アドバイスの前提

　減量のアドバイスを行う上で忘れてはならないのは、相談者の健康に悪い影響を与えるようなアドバイスを行わない、ということです。アセスメントで得られた情報から、減量が健康に悪い影響を及ぼすことが予測される場合には、医師や管理栄養士などの専門家に相談するように伝えます。安心を求め、現在の減量方法を肯定してもらいたい気持ちで相談してくることも予測されますが、傾聴はしつつも内容によっては注意を呼びかけることも必要です。

● BMIを参考にする場合の注意点

　健康的な体格の指標として BMI 22という数字が、標準体型や理想的な体格として利用されていることが多いようです。この値は健診データ10項目に現れた異常所見とBMIとの関係性を分析し、異常所見の合計数が最も少なくなる指標として報告されたものです。健診データの異常所見は病気の指標ではありますが、異常所見はあっても健康に問題なく寿命を全うしている人もいれば、普段の検査では異常のなかった人が、心疾患や肺炎で命を落とすこともあり、総死亡率を指標にした評価も行われています。

　BMIと死亡率の関係を見ると、年齢が高くなるほど死亡率の下がるBMIは高くなる傾向があり、BMI 20未満と30以上で死亡率が高くなるという疫学的なデータがでています。

　これらデータを参考に、日本人の食事摂取基準2020では目標とするBMIの範囲を次のように設定しています。

　これをどう解釈したら良いのかは難しいのですが、慢性疾患などの持病

表　目標とする BMI の範囲

年齢（歳）	目標とするBMI（kg/m²）
18 ～ 49	18.5 ～ 24.9
50 ～ 64	20.0 ～ 24.9
65 ～ 74[3]	21.5 ～ 24.9
75 以上 [3]	21.5 ～ 24.9

を持つ人や健診結果で指摘事項のある人では BMI は 25 未満に、現在何も問題のない人で BMI 25 を少し上回る程度であれば、減量を特に勧める必要はない、という目安になるでしょう。

●体重や体組成の測定と評価

　減量の効果を見るために簡便で信頼性の高い方法は体重や体組成の測定です。手間や記憶の問題があるため、食事量や運動量を正確に評価することは難しく、普段の取り組みの成果は体重および体脂肪率で評価します。

　体重や体組成の測定の基本は、毎回同じ時間帯に食事や運動、風呂の後などを避けた安静状態で行うことです。体重や体組成の変化について水分の変動が大きな影響を与えます。運動後や入浴後に体重が1kg以上も変動することがあるのはこのためです。また発汗以外にも余計な水分が排出されないことで生じる浮腫も、測定時に考慮しなければならない問題です。食塩量の多い食事を続けた後にも血液中のナトリウム濃度を下げるために身体は水を蓄えますので、一時的に体重が増加することもあります。このように数日単位で1kg以上の変化があること理解し、なるべく条件を揃え、1ヶ月毎の平均で体重や体組成の推移を見ていくと実際の変動の傾向を把握することができます。体重や体脂肪率の減少が見られない場合には、食事量や運動量の見直しが必要です。減量を続けると、体重が落ちなくなる

ことが見られますが、中だるみ以外にも体重減少により身体の負荷が減少しエネルギー消費量も減少することも関係しています。体重が減ることによるエネルギー消費量の減少についてもアドバイスしましょう。

●運動量と体重と健康の関係

　体重の増加は基本的に、食事からのエネルギー摂取量が活動により消費されるエネルギー量を上回ることで余計なエネルギーが脂肪として蓄積されることで起こる現象です。例外としては、筋トレなど筋肉への負荷の強い運動を行い、十分なタンパク質とエネルギーを摂取している場合、筋肥大によりタンパク質が蓄積することでエネルギー過剰がなくても体重が増加するケースが考えられます。これは脂肪がタンパク質の2倍ほどのエネルギーを持ち、同じ体積であれば、脂肪よりも筋細胞が重いことによります。

　減量に運動が有効であることは間違いありませんが、減量のため運動を始めたが効果があまり実感できない、という声を聞くことがあります。消費するエネルギー量は運動強度と運動時間の掛け算であり、強い強度の運動であっても運動時間が短ければあまりエネルギー消費は期待できないことになりますし、強度の強くない活動であっても、長い時間、毎日行うことができれば十分なエネルギー消費が期待できます。1日の大半がデスクワークの人であれば、椅子に座っているときに背もたれに体をあずけない、なるべく座る時間を減らし立位で過ごす、通勤では一駅手前で降りて歩くなど、日常生活の中でのエネルギー消費量を増やす工夫が有効でしょう。

　ウォーキングやジョギングなどの長時間の有酸素運動については、エネルギー代謝メカニズムにより脂肪を燃焼し消費する効果が確認されていますが、減量と運動の関係で評価が難しいものが筋トレです。運動によるエネルギー消費と、筋肉の増加による基礎代謝アップにより減量効果が期待できるとされていますが、筋肉量を増やすことは容易ではなく、筋量アップによる基礎代謝量の増加もそれほど大きいものではありません。

　健康を重視するのであれば体重を減らすことよりも運動習慣を持つこ

とが大事である、というのは日本の疫学調査の結果でも示唆されています。筋トレは代謝量アップにつながらなくても、筋力や持久力が鍛えられ、運動しても疲れにくくなり、体を動かすことへのハードルを下げる効果が期待できます。筋トレをすればすぐに体脂肪率が改善し、やせられるかもと厳しいトレーニングをするのはバーンアウトにもつながるおそれがあり、一般の方にはおすすめできません。

●主な食事療法と減量効果

　減量に効果があると糖質制限食が注目されていますが、食事療法によって実際に減量効果に差があるのでしょうか。低脂肪食に比べ糖質制限食、地中海食に割り付けた群で減量効果が大きかったという介入研究の報告あるものの結果が一致しておらず、低糖質、バランス食、低脂質の減量効果を比較したメタアナリシス[1]の結果では、どの食事療法でも減量効果があり、それぞれには明確な差がみられなかったと報告しており、食事療法の減量効果は食事療法による差よりも対象者がどれぐらい指示された食事内容を遵守できたかが影響していると考えられます。

　基本は摂取エネルギー量を消費エネルギー量が上回ることが重要であり、その日数が多くなればなるほど体重減少は大きくなりますので、なるべく長く続けられる食事療法を見つけることが大事になります。

糖質制限食

　食事由来の糖質を極度に減らすことで、脂肪由来のケトン体を細胞のエネルギー源として利用する、つまり体脂肪を燃やしやすくするという理路の減量法です。糖質を減らすことで、脂質とタンパク質由来のエネルギーが相対的に増えることになりますが、タンパク質は消化に負担がかかり体内での発熱量も多いため、計算上同じエネルギー量であれば、脂質や糖質量の多い食事よりも太りにくいと考えられます。また、糖質摂取により分泌されるインスリンは同化に関わるホルモンであり、成長促進や体脂肪合

成に働くため、糖質摂取量を極限まで抑えることでインスリン分泌を抑制する効果も期待できるとされています。実際にはインスリン分泌を抑制するまで糖質を制限した食事では、栄養バランスを整えることが困難であり、消化管への負担も予測されるため健康目的の食事療法としては勧められません。筋肉をつけるという面でもインスリンは筋トレ後の同化作用も促進するため、極端な糖質制限では筋トレ効果に悪影響を及ぼすおそれがあります。糖質制限のメリットとしては主食の糖質量に配慮するというわかりやすさ、手軽さから食事自体が苦にならない場合には長期間継続しやすい点が挙げられます。継続が減量効果に直結する食事療法としては大きなアドバンテージといえるでしょう。

低脂肪食

　重量あたりのエネルギーが一番多い脂肪の摂取量を減らすことで、食事の分量をあまり減らさずエネルギー量を減らすことができます。脂肪の少ない食品を選んだりや料理に油を使わない、というシンプルな食事法であり、始めるにあたってのハードルが低いこともポイントです。その反面、もともと脂肪の多い食品や料理を好んでいた人には、好きなものを食べることができなくなり我慢を強いられ、食事療法を継続できない理由ともなります。各食事療法の効果を見た研究で減量効果が弱いのはこのあたりが関係しているかもしれません。

バランス型エネルギー制限食

　学校の給食や定食などの主食に汁物、主菜、副菜を組み合わせたような、毎食のバランスを意識した低エネルギーの食事が基本になります。病院での糖尿病食はこのスタイルです。禁止される食材や料理法はないものの、献立作成の知識を必要とし食材を揃え、調理をする手間がかかるため、長く続けることが大事な食事療法としては継続のハードルが高いといえるでしょう。

地中海食

　イタリアやギリシア、スペインなど地中海沿岸地域の食習慣を指し、循環器疾患やがんによる死亡が周辺地域に比べ少ないことが調査により判明したことで、注目を集めました。

地中海食の定義

- 主食は全粒穀物、野菜や果物は豊富に
- 豆類やナッツ類を習慣的に食べる
- 牛や豚などの赤身肉は少ない
- 魚介類を習慣的に食べる
- 乳製品は適量
- 卵は週4個未満
- 油は控えオリーブオイルをメイン
- 食品の加工はなるべく少なく
- 適量のワインを食事とともに摂る

　減量目的でこの食事法を行う上でのポイントは、獣肉を減らし、海産物と加工度の少ない植物性食品を勧めているところです。分量と食材の選定に気をつけていれば栄養バランスがとりやすく、満足感も得られやすいため、無理なく継続できる人も多いと思います。食材の選定については、必ずしも地中海食の食材にこだわる必要はありません。減量を考えれば赤ワインはマイナスに働くことが考えられます。また、オリーブオイルは多く摂っても問題ない、というような話を聞くことがありますが、飽和脂肪酸の多い脂をオリーブオイルに置き換えることに意味があるわけで、余計に摂ることは体重増加につながります。

参考文献

- Tokunaga K, et al. Ideal body weight estimated from the body mass index with the lowest morbidity. Int J Obes. 1991; 15: 1-5.

JPHC Study 身体活動・運動強度が死亡率に与える影響
・Inoue M, et al. Daily total physical activity level and premature death in men and women : results from a large-scale population-based cohort study in Japan(JPHC Study). Ann Epidemiol. 2008; 18: 522-530.

WHO のガイドラインで望ましいとされる運動、活動量では、運動パターンを問わず死亡率改善に寄与するだろう。中等度の運動をしっかり時間を確保して行うことは、減量を目的に行わなくても効果的である、という報告
・Kikuchi H, et al. Impact of Moderate-Intensity and Vigorous-Intensity Physical Activity on Mortality. Med Sci Sports Exerc. 2018; 50: 715-721.

1）Johnston BC, et al.Comparison of weight loss among named diet programs in overweight and obese adults: a meta-analysis. JAMA. 2014; 312: 923-933.

3

貧血の食事はなにを
気にしたらよいですか?

POINT ▶ ● 重大疾患の可能性があるので初発の貧血は医師の診察を
受けましょう
● 月経時の鉄補給にはサプリメントが有効
● 薬剤性貧血の疑いに注意

管理栄養士の視点から

　栄養性の貧血のほとんどは鉄欠乏性貧血であり、その多くが月経のある女性という特徴があります。まれではありますが、ビタミンB12や葉酸の欠乏、出血や慢性の炎症など別の要因が隠れていることもありますので、食生活や身体状況などを確認し、医療機関の受診を勧めることも必要です。

　薬局での貧血の相談では、サプリメントの使用について相談を受けるケースが多いと考えられますが、本人にあった提案のためにも、過去の医療機関受診歴や血液検査の結果、食事内容、生活パターンを把握しておくことが大切です。

　普段の食事内容の確認では、鉄の補給源になる食品群が摂れているかをポイントに質問しましょう。私たちの鉄の摂取源として重要な食品群は**表3-3-1**の通りです。

　動物性食品を摂らない食生活をしている人がまれにおられますが、長期間続けている場合にはビタミンB12欠乏のリスクが高くなります。欠乏のリス

表3-3-1　日本人の主な鉄摂取源（1日当たり）

食品群	摂取量(g)	鉄(mg)	備考
植物性食品	1,788	5.6	
豆類	66.2	1.1	
野菜類	288.1	1.1	緑黄色野菜に多い
穀類	424.3	1	
調味料類	91.1	0.9	大豆加工品に多い
動物性食品	320.3	2.2	
魚介類	68.8	0.7	干物や加工品含む
肉類	97	0.7	
卵類	38.6	0.7	

（厚生労働省．平成29年国民健康・栄養調査　20歳以上）

クを伝え、少量でも食べることを伝えるか、ビタミンB12が摂れるサプリメントを勧めるとよいでしょう。

実践的な食事のアドバイスのために

　ほとんどの栄養素は薬やサプリメントに頼ることなく食事だけで欠乏症を予防することが可能なのですが、月経のある女性では鉄の必要量を確保すること自体難しく、貧血を発症した人が食事療法のみで治療することは難しいという特徴があります。

　再発予防のための食生活アドバイスや、上手なサプリメントの使い方を提案できるとよいでしょう。

鉄を効率的に補給するためにも、栄養素としての鉄の特徴を理解しておくことが大事です。酸素の運び手として不可欠な鉄ですが、活性酸素の産生による毒性や感染症のリスク上昇など過剰摂取による害がよく知られています。そのため、食事からの鉄の吸収率は低く抑えられており、不足時にのみ吸収率が上昇する仕組みが備わっています。

　食品に含まれる鉄は、動物性食品に含まれる赤色素のヘム鉄とそれ以外の非ヘム鉄に分けられます。ヘム鉄はそのままの形で吸収されるため体内での利用率が高く、非ヘム鉄はビタミンCなどにより還元され、酸性条件で吸収されるという特徴があり吸収率はあまり高くありません。胃酸の分泌不足やビタミンCが足りない場合には吸収率がさらに低下します。赤血球を持たない貝類や卵は動物性食品ですがヘム鉄をほとんど含みません。

　貧血の予防といえば「レバー」と言われるように、ヘム鉄を豊富に含む食品ですが、独特の風味もあり、苦手な人も多いと思います。苦手な食品や、日常的にあまり食べない食品を勧めても長続きしないことが多いため、無理なく食べられる食品を提案します。

　吸収のよいヘム鉄は赤色の色素を持つタンパク質で、肉であれば牛肉の赤身、魚であれば青魚に比較的多く含まれています。食事内容を聴き取りするときにはこれらの食品が不足していないか確認することが大切です。

　次に豆類や種実類、緑黄色野菜が不足していないかを確認します。鉄などのミネラルはあまり精製していない食品に比較的多く含まれており、加工食品の利用が多い人も不足しやすいと考えられます。緑黄色野菜は非ヘム鉄の吸収を高めるビタミンCが豊富なものも多いので、毎食意識して採り入れるように伝えましょう。ところで、牛乳は栄養価の高い食品ですが、鉄をほとんど含まない食品です。健康のため乳製品を積極的に食べている人にこうしたリスクがあることも知っておくとよいでしょう。

スポーツ性貧血

　貧血はパフォーマンスに直結する要素であるため、スポーツ選手にとって
も関心の高い栄養素です。スポーツにより貧血が生じる機序としては、活動
強度の高い運動中の鉄吸収量減少および、発汗や糞便中の鉄喪失の増加によ
るもの、足底などへの強い衝撃が繰り返されることによる溶血性のものが考
えられます。

　運動強度にもよりますが、スポーツ選手の鉄必要量は、食事摂取基準の目
標量の1.5倍程度と考えられており、月経のある女子選手では必要量を満た
すことは容易ではありません。女子選手の三徴（摂食障害、貧血、骨粗鬆症）
という造語があり、女子選手特有の深刻な栄養障害として知られています。
減量を求められるスポーツもありますが、食事からの鉄不足を招き、貧血悪
化によるパフォーマンス低下にもつながるため、特に女性ジュニアアスリー
トには過度な減量を求めないことが基本です。

　貧血が疑われる場合には医師の診断と内服薬処方による治療が基本ですが、
予防や再発防止のためには薬だけでなく食事の改善による鉄の確保が大切で
す。

　食事摂取基準の1.5倍の鉄の摂取は難しそうに感じられますが、強度の高
い運動をしている男子選手であれば、必要なエネルギー量もそれ以上である
ため、表にある鉄を摂りやすい食品を毎日2品目ほど意識して食べることで
必要量を満たすことは可能です。鉄の吸収をよくするため、ビタミンCの多
い果物や野菜を一緒に摂ることもアドバイスするとよいでしょう。

サプリメントを使うのなら

　鉄の多い食品が苦手であったり、食事量を増やすことが難しかったりする
ケースではサプリメントの使用も検討します。その場合には非ヘム鉄サプリ

メントと比較すると胃腸症状が生じにくいヘム鉄を配合している食品を勧めます。お菓子や飲みものなどに鉄を添加した鉄強化食品も同じように利用できますので、好みやライフスタイルに合わせて提案しましょう。

　サプリメントを利用する場合には過剰症への配慮が欠かせません。人体は過剰な鉄を速やかに排泄できないため、長期的摂取で肝臓や脾臓などに鉄が沈着し、肝臓などに障害を起こす危険性があります。また、鉄過剰状態では感染症のリスクも上昇させる[1]ため、耐容上限量を上回らないよう配慮する必要があります。

　溶血性貧血であれば、追加の鉄摂取は不要なことが多く、練習量を控える、練習ではクッション性の高いシューズを使用するなどの対応とし、食事では赤血球の合成に必要なタンパク質や葉酸が不足しないよう意識しましょう。

レバーや肉類が苦手な人でも食べやすい
鉄を摂れるメニュー例

具だくさんみそ汁（あさり）

あさり 25g　油揚げ 5g　青ネギ 8g　みそ 12g　だし汁 150mL
エネルギー 45kcal　タンパク質 3.8g　鉄 1.7mg　ビタミンC 3mg

豆腐と水菜のサラダ

木綿豆腐 40g　水菜 35g　トマト 20g　ゴマドレッシング 10g
エネルギー 77kcal　タンパク質 4.4g　鉄 1.5mg　ビタミンC 22mg

鉄分の多い食品

鉄の多い食品と特徴を**表3-3-2**にまとめました。

表3-3-2 鉄を多く含む食品と鉄を摂りやすい食品

食品名	100g当たりの鉄含有量(mg)	オススメ度	ヘム鉄
ひじき（鉄釜）	58.2	△※	
豚レバー	13.0	△	○
鶏レバー	9.0	△	○
しじみ	8.3	○	
きな粉	8.0	△	
ひじき（ステンレス釜）	6.2	×	
あかがい	5.0	△	○
牛レバー	4.0	△	○
あさり	3.8	○	
アーモンド	3.6	○	
糸引き納豆	3.3	○	
牛もも赤身	2.8	○	○
小松菜	2.8	○	
えだまめ	2.7	○	
クルミ	2.6	○	
いわし	2.1	○	○
ほうれん草	2.0	○	
カツオ	1.9	○	○
鶏卵	1.8	○	
ごまさば	1.6	○	○
煎茶浸出液	0.2	×	

※ひじきは鉄が多い食品とされてきましたが、鉄鍋から溶け出した鉄であり、ステンレスの釜を使用して加工されたひじきにはあまり含まれておりません。また、発がん性が指摘される無機ヒ素の多い食品ですので、鉄補給の目的で日常的に食べることはあまりおすすめしておりません。

表3-3-3　鉄の食事基準（mg/ 日）（推奨量）

年齢	男性	男性 (耐用上限量)	女性 (非月経)	女性 (月経)	女性 (耐用上限量)
10 ～ 11	8.5	35	8.5	12.0	35
12 ～ 14	10.0	40	8.5	12.0	40
15 ～ 17	10.0	50	7.0	10.5	40
18 ～ 29	7.5	50	6.5	10.5	40
30 ～ 49	7.5	50	6.5	10.5	40
50 ～ 69	7.5	50	6.5	11.0	40

（厚生労働省 . 日本人の食事摂取基準（2020年版）より作成）

　忙しくて食事に配慮することが難しい、調理を苦手にしている人に対しては
サプリメントや鉄分を添加した食品を勧めて問題ありません。サプリメ
ントの選び方としては、マルチビタミンサプリメントなどいろいろな成分を配
合しているものではなく、鉄だけが配合されたものを選ぶとよいでしょう。
不足していないビタミンやミネラルを摂りすぎると過剰症でかえって健康を
損なうことがあるからです。

　サプリメントを使用する場合でも、普段の食事は大切にし、食事の代わり
にはならないことを伝えるようにしましょう。

　1日に推奨される鉄の摂取基準を**表3-3-3**にまとめましたので、参考にし
てください。

参考文献

1）Doherty CP. Host-pathogen interactions: the role of iron. J Nutr. 2007; 137: 1341-1344.

医師の視点から

鑑別する必要があります

　貧血とは医学的には血液中のヘモグロビン濃度が低下している状態と定義されます。目安としては、成人男性ではHb 13g/dL未満、成人女性ではHb 12g/dL未満で貧血と診断します。貧血の有病割合は高く、薬局でも貧血の患者さんから相談される機会が多いでしょう。

　患者さんが貧血を訴えても、必ずしも医学的な貧血ではないことがありますので注意が必要です。いわゆる「脳貧血」と呼ばれる、典型的には校長先生が長話をしていると生徒が倒れるような状態も、貧血と呼ばれることがあります。脳への血流は自律神経によって調節されていますが、なんらかの不調で脳への血流が不足しますと、ふらふらしたり、意識を一時的に失ったりします。医学的には「起立性低血圧」や「血管迷走神経性失神」と呼ぶべきで、貧血とは病態は異なります。

　貧血の典型的な症状は、倦怠感やふらつきで、重症では息切れや動悸が生じます。明確な自覚症状の訴えはないものの、検査してみると貧血であることもあります。そういうケースでも治療によって貧血が改善すると体の調子がよくなったりしますので、必ずしも無症状だったとは言えません。

　栄養指導と関係する貧血はほとんどが鉄欠乏性貧血ですが、貧血の原因には鉄欠乏性以外にもあることは覚えておいてください。主なものは、造血機能が障害される再生不良性貧血や骨髄異形成症候群、赤血球が壊れる溶血性貧血、腎障害によって造血ホルモンが不足する腎性貧血、リウマチ性疾患や感染症の慢性炎症に伴う貧血、ビタミンB12欠乏による悪性貧血などです。

　酸素を運ぶ分子であるヘモグロビンを合成する過程で鉄が必要になります。摂取量の低下や出血による喪失で鉄が不足するとヘモグロビンの合成が滞り

ヘモグロビン濃度が低下します。これが鉄欠乏性貧血です。月経がある閉経前の女性に貧血が多いのはそのためです。

重大疾患の可能性

　鉄欠乏性貧血には、背景に過多月経や消化管出血などの別の病気が隠れていることもあります。大腸がんや胃がんの初期症状のこともありますので、医師の診察を受けていない貧血症状の患者さんには、まず診察を受けるよう強く勧めてください。男性や閉経後の女性は特に要注意です。消化管のがんから出血し鉄が欠乏しているところに鉄の補充をすると貧血が改善して症状が軽くなりますので、がんの診断が遅れることになりかねません。

　大きな病気が除外されたら、鉄欠乏性貧血の患者さんには内服の鉄剤が処方されることが多いです。通常、診断が正しければ速やかにヘモグロビン濃度は改善しますが、鉄剤の内服をすぐにやめてしまうと再び貧血になりやすいです。ヘモグロビン濃度が正常に戻っても、十分に体内に鉄が貯まるまで数ヶ月間は内服を続けます。

　十分に鉄を貯蔵できても食事から鉄を十分に摂取しなければ、徐々に貯蔵鉄は減少し、いずれは再び鉄欠乏に陥り貧血になります。鉄欠乏性貧血の既往がある人は積極的に鉄分の多い食事を摂ったほうがいいでしょう。また、患者さんの中には薬を飲むことに抵抗がある人もいらっしゃいますし、鉄の内服薬は嘔気や食欲不振といった副作用が生じることもあります。貧血の程度が軽ければ、薬ではなく、食事の改善から試してもよいです。静脈注射用の鉄製剤もありますが、内服薬や食事の改善でも貧血がよくならない場合に限り使われます。

　他に鉄欠乏になりやすいのは、月経の出血量が多い女性、妊娠中、成長期です。胃酸は鉄吸収と関連し、胃酸分泌を抑制するプロトンポンプ阻害薬やH2受容体拮抗薬を長期間投与されている人も鉄欠乏に陥りやすいです。意

外なところでは激しい運動をする人も貧血になりやすいです。機械的に赤血球が破壊されることによる血管内溶血、腸管への微小出血、発汗による鉄喪失、鉄代謝に関わるホルモンの作用などによるものです。

　潜在的にこうした鉄欠乏になりやすい人には意識して鉄分を摂るように勧めてみてください。レバーなどの動物性食品をはじめとしてバランスよく食べて食品から十分な鉄分を摂るのが理想ですが、食の好みは人それぞれ。場合によってはサプリメントを併用してもいいかもしれません。

薬剤師の知見を活かして

　また、他の疾患に対して薬剤が投与されている場合、薬剤性貧血にも注意が必要です。薬剤は、核酸代謝阻害による巨赤芽球性貧血、骨髄抑制による再生不良性貧血、免疫学的機序による溶血性貧血などのさまざまなタイプの貧血を引き起こします。薬剤性貧血を広くとらえれば、NSAIDs潰瘍からの出血による鉄欠乏性貧血も薬剤性と言えるでしょう。

　貧血があるかないかの診断は採血してヘモグロビン濃度を測定するだけですが、検査をオーダーしない限りはわかりません。まず、貧血を疑わないと診断につながらないのです。医師も副作用には注意していますが、倦怠感やめまいといった症状を患者さんが訴えていないか、チェックしてみてください。薬剤性貧血は被疑薬を中止するだけで治りうる疾患です。貧血を疑う症状があるときは医師に伝えてください。

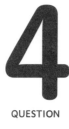

QUESTION

減　塩

管理栄養士の立場から

　世界的に見て比較的健康的と言われることの多い日本人の食生活ですが、食塩過多と食物繊維の不足が指摘されています。医療機関では1日当たりの食塩摂取量の制限を指示しますが、医師の指示ではない減塩では、薄味にする、調味料を控えるなど、具体的数値のないはっきりしないものが多い印象があります。実際の摂取量がわからないため、減塩の相談でも、具体的に食塩をどの程度減らすとよいのかもわかりません。現実的で役に立つ栄養相談にするためにも、日本人の食塩摂取の現状から理解する必要があります。

　日本人の食塩摂取量は多いものの、減塩運動のおかげで食塩摂取量は減少傾向にあると一般に考えられていますが、実は、減塩が順調に進んでいることを示す信頼性の高い報告はありません。

　減塩活動の成果として引用されることの多い、国民健康・栄養調査では1990年代に停滞はあったものの、1日の食塩摂取量は減少傾向が続いていることが報告されています（**表3-4-1**）。

　国民健康・栄養調査は調査対象者が食品を計量、記載をするため実際の摂取量よりも過小評価されやすいことが指摘されています。

　食塩摂取量評価のゴールドスタンダードとして24時間蓄尿によるナトリウム摂取量の推定法があります。被験者に24時間すべての尿を採取しても

表3-4-1　栄養調査食塩摂取量の推移図表

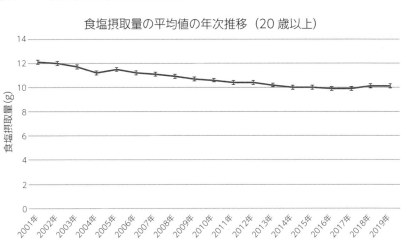

食塩摂取量の平均値の年次推移（20 歳以上）

らわなければならず、作業が煩雑であることから手軽に実施できないことと、尿検体の採取漏れの問題はあるものの、確実に尿が採集できていれば精度の高い食塩摂取量の推定ができます。

　蓄尿がきちんと行われたことをクレアチン排泄量を用い確認された報告[1, 2]を比較すると、1980年代から2014年の期間でほぼ横ばいであり、統計的に見てナトリウム排泄量の減少は確認できていません。

　2014年に行われた全国調査での尿中排泄量から計算した食塩相当量は1日当たり、男性14.0g、女性で11.8gであり[2]、国民健康・栄養調査の結果を大きく上回っています。

ナトリウムと食塩相当量の関係性

　食事からのナトリウムは主に食塩由来のため、ナトリウム摂取量の指標と

して食塩相当量に換算した値が用いられています。換算式は次の通りです。

食塩相当量（g）＝ナトリウム（g）× 58.5/23 ＝ナトリウム（g）× 2.54

　ナトリウム食塩換算係数は2.54と覚えておけば、ナトリウム表記から簡単に食塩相当量を求めることができます。現在の食品表示制度では食塩相当量の表示が義務づけられており、換算係数を使用しなくても含まれている食塩量がわかるようになっています。

　一般の人に食塩換算係数を説明する機会は減りましたが、尿中のナトリウム量から食塩摂取量を推定するためにも使用しますので覚えておくと便利です。尿中のナトリウム排泄量から食塩摂取量を換算する場合には、経口摂取したナトリウムが尿中に排出される割合が86％とされる[3]ため次の式で求めることができます。

食塩摂取推定量（g）＝24時間蓄尿ナトリウム（g）× 2.54 ÷ 0.86

減塩目標量をどう考えるか

　ナトリウムは生命維持に必要不可欠なミネラルですが、1日に必要な量は600mg（食塩換算で1.5g）と私たちが日常口にする量と比べわずかであり、高血圧の予防、治療のためには6g/日未満の食塩摂取量が望ましいとされています。日本人の食事摂取基準2020では、日本の実情も踏まえて、目標量は成人男性で7.5g/日 未満、成人女性で6.5g/日 未満としていますが、推定摂取量と比較すると、多くの人にとって容易に達成できない目標量と考えられます（**表3-4-2**）。

表3-4-2　ナトリウムの食事摂取基準〔mg/日、（　）は食塩相当量(g/日)〕

性別	男性			女性		
年齢	推定平均必要量	目安量	目標量	推定平均必要量	目安量	目標量
0〜5(月)	-	100(0.3)	-	-	100(0.3)	-
6〜11(月)	-	600(1.5)	-	-	600(1.5)	-
1〜2(歳)	-	-	(3.0未満)	-	-	(3.0未満)
3〜5(歳)	-	-	(3.5未満)	-	-	(3.5未満)
6〜7(歳)	-	-	(4.5未満)	-	-	(4.5未満)
8〜9(歳)	-	-	(5.0未満)	-	-	(5.0未満)
10〜11(歳)	-	-	(6.0未満)	-	-	(6.0未満)
12〜14(歳)	-	-	(7.0未満)	-	-	(6.5未満)
15〜17(歳)	-	-	(7.5未満)	-	-	(6.5未満)
18〜29(歳)	600(1.5)	-	(7.5未満)	600(1.5)	-	(6.5未満)
30〜49(歳)	600(1.5)	-	(7.5未満)	600(1.5)	-	(6.5未満)
50〜64(歳)	600(1.5)	-	(7.5未満)	600(1.5)	-	(6.5未満)
65〜74(歳)	600(1.5)	-	(7.5未満)	600(1.5)	-	(6.5未満)
75〜(歳)	600(1.5)	-	(7.5未満)	600(1.5)	-	(6.5未満)
妊婦				600(1.5)	-	(6.5未満)
授乳婦				600(1.5)	-	(6.5未満)

（厚生労働省．日本人の食事摂取基準（2020年版より抜粋））

　男性の目標量は女性に比べ1gほど多い設定となっていますが、男性のほうが1日に必要な食事量は一般に多いため、エネルギー量当たりの食塩量は女性よりも少なくすることが求められます。例として、30〜49歳の生活活

動強度普通の男女で計算してみると、エネルギー1,000kcal当たりの食塩摂取目標量は男性で2.8g未満、女性で3.8g未満となります。

　これをそのまま解釈すると、女性よりも男性、一般の男性よりもスポーツ選手など食事量が多く必要なほど厳しい減塩食が必要になることを意味します。

　体液中のナトリウム濃度の上昇が問題になるのであれば、体液量が多い場合では食事からのナトリウムに緩衝作用がありそうですが、現時点ではそれを裏づけるエビデンスもないため、一律の目標量となっていると考えられます。減塩相談では一律の目標量を守ることよりも、対象者の体型やライフスタイルに配慮した提案が求められます。

目標量を示さない減塩のすすめ

　具体的な減塩の目標量が示されたとしても、冒頭に述べたようにこれまで自分がどれぐらいの食塩を摂っているのか把握している人は少ないため、いちいち食塩量を計算し、目標量を守るというのは現実的な提案ではありません。生活習慣が病状に大きく影響する疾病では、守ることが難しい食事療法で離脱するよりは、緩くても継続することが大切です。

　説明に十分な時間がとれない、介入も難しい薬局での栄養相談では、数値で示すより具体的な食品や食塩量の少ない代替品を提案するほうが効果的と考えられます。相談者の家庭環境や食生活を聴き取り、以下に示す①から④を参考になるべく継続できそうな減塩方法を提案するとよいでしょう。

①基本的な減塩の工夫を伝える
　・素材だけでも美味しい新鮮な食材を活用する
　・ハーブや香味野菜、果物の風味を活かす
　・汁物は具の割合を増やす

・麺類の汁は半分以上残す

②減塩調味料や減塩加工食品を使用する

　美味しさを追求した改良はされていますが、まだまだ減塩調味料は風味の面で物足りないものが多いようです。加工食品は減塩のものでも美味しくいただけるものが増えてきています。間食も意外と食塩の多いものが多いですので、柿の種などの米菓を減塩対応のものに変えるのも効果的です。1日に2、3品減塩対応の食品と入れ替えればそれだけで食塩摂取量を減らすことができます[4]。

③食塩過多になりやすい食事の特徴を把握する

　食事の傾向と食塩摂取量の関係を見ると、次の食品や料理を多く利用する人ほど食塩摂取量が多い傾向がみられています。

　調味料、調理済み加工食品、伝統的な加工食品、汁ありの麺類、和食

　洋食よりも和食、生鮮食品よりも加工食品、ご飯よりも麺類に気をつける必要があります。聴き取りを行い、これらの食品の頻度が多くないか確認しましょう。健康イメージの強い和食ですが、利用する食材や調味料に食塩を含むものが多く、減塩料理との相性が悪いという弱点があります。和食のレシピに乳製品を加えることで減塩を図る「乳和食」が最近は注目されています。スマホを利用できる相談者であれば、乳和食をキーワードに料理を検索してみるとよいでしょう。

④カリウムを十分に摂取する

　カリウムは体内でナトリウムと拮抗的に働き、ナトリウムの尿中排泄を促すため、十分量摂取することが高血圧予防にも有効とされています。カリウムはさまざまな食品に含まれているミネラルですが、加工・精製度が高くなるほど含まれる量は減っていくため、加工食品の利用が多い人では十分に摂

取できないおそれがあります。不足が懸念される人には生の野菜や果物、ナッツ類などを意識して摂るようアドバイスをします。

　ここに紹介した方法を参考に対象者のニーズや生活スタイルに合った減塩方法を提案できるとよいでしょう。

参考文献

1）Intersalt Cooperative Research Group. Intersalt: an international study of electrolyte excretion and blood pressure. Results for 24 hour urinary sodium and potassium excretion. BMJ. 1988; 297(6644): 319-328.
2）Asakura K, et al. Estimation of Sodium and Potassium Intakes Assessed by Two 24 h urine collections in healthy Japanese adults: a nationwide study. Br J Nutr. 2014; 112: 1195-1205.
3）Holbrook JT, et al. Sodium and potassium intake and balance in adults consuming self-selected diets. Am J Clin Nutr. 1984; 40: 786-793.
4）日本高血圧学会 減塩・栄養委員会. JSH 減塩食品リスト.
　　https://www.jpnsh.jp/data/salt_foodlist.pdf

医師の立場から

減塩は薬を減らすことにもつながる

　塩分制限が必要とされる疾患の代表は高血圧です。患者数も多く、薬局で指導する機会も多いでしょう。降圧薬のメカニズムを考えることで減塩の効果をより理解できます。降圧薬にはご存知の通り、カルシウム拮抗薬、アンジオテンシン受容体拮抗薬（ARB）、アンジオテンシン変換酵素（ACE）阻害薬、利尿薬、β阻害薬等があります。うち、利尿薬は直接、ARBとACE阻害薬はアルドステロンの分泌抑制を介して、ナトリウムの排泄を促し、循環血漿量を減少させた結果として血圧が下がります。減塩することで利尿薬と同じ効果が期待できます。高血圧だけではなく、心不全や肝性浮腫といった利尿薬を使う疾患でも減塩が必要なのも同じ理由です。うまく減塩することで薬を減らすことも可能です。

　ただし、漫然と減塩を指導するだけではうまくいきません。ヒトが進化してきた環境下では塩分は容易には得られず、ナトリウムは常に不足気味でした。積極的に塩を摂取する個体が生存に有利で、そのため塩は美味しく感じるのです。しかし、現代社会において生理的欲求に任せて塩分を摂取すると過剰になります。高血圧といった疾患がなくても、望ましいとされる塩分摂取量は現状よりずいぶんと少ないです。「日本人の食事摂取基準（2020年版）」[1]では、成人男性の食塩の目標量は7.5g/日未満、成人女性で6.5g/日未満とされています。

文化に配慮して

　一方、地域の食文化や個人の好みなど、個別の事情には配慮しましょう。

減塩の目的は摂取基準を守らせることでも、検査値を改善させることでもありません。有害なアウトカムを減らし、QOLを改善させることです。一律に制限するのではなく、例えば、低栄養気味の高齢者であれば、食事摂取量が低下するぐらいなら塩分制限を緩めることもあります。あるいは、熱中症が危惧される季節では適切な塩分摂取が必要です。

　なによりも食事の楽しみは人生の楽しみです。美味しくない食事を我慢して食べるぐらいなら、多少は塩分が多くてもいいじゃないですか。それ以上にいいのは、適切な塩分量の食事を美味しく食べることです。さまざまな工夫の方法がありますのでぜひ参考にしてください。

参考文献

1）厚生労働省．日本人の食事摂取基準（2020年版）．

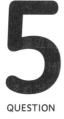

5

QUESTION

肝硬変によく効く食事はなんですか？

POINT ➤
● サプリメントや健康食品の鉄分含有量を確認してください
● BCAA 製剤を利用するときは食物繊維をしっかり摂りましょう

医師の立場から

　肝硬変とは慢性肝炎が長期間続くことで肝細胞の破壊と再生を繰り返し、次第に肝臓が線維化し硬く小さくなる疾患です。肝臓は予備力が高く、肝硬変でも軽症のうちは肝臓の機能は保たれており症状に乏しいです。重症になるにつれ、黄疸、腹水・肝性浮腫、肝性脳症といった症状が出現します。症状が乏しい時期は代償性肝硬変、症状の出現後は非代償性肝硬変と呼びます。

　代償性肝硬変には特別な食事法はありませんが、肥満がある場合はカロリー制限が必要です。アルコールは止めるべきです。サプリメントや健康食品はきわめてまれながら肝障害を起こすことがありますので避けたほうが無難です。また、鉄分も肝炎を悪化させますので避けたほうがいいでしょう。肝臓によいと誤認して鉄分が豊富なシジミやウコンを積極的に摂取している患者さんもいるので注意が必要です。

　非代償性肝硬変に至ると食欲低下や消化吸収障害によって低栄養に陥りやすいので、十分な栄養を摂取することが望ましいです。特にBCAA（分岐

鎖アミノ酸）は、タンパク質合成の材料になるほか、エネルギー源としてや、アンモニアの代謝でも利用され、肝硬変において不足しがちです。食品ごとのBCAA量には大きな違いはなく、食品だけから十分なBCAAを摂取することは限界があり、経口のBCAA製剤が処方されることもあります。

　BCAA製剤には、基本的にBCAAのみを含む経口BCAA顆粒製剤と、食事量の少ない患者さんに不足しがちな糖質・脂質・ビタミン・微量元素等を配合した肝不全用経口栄養剤があります。メーカーによって味が少しずつ異なりますし、フレーバーも工夫されています。あまり味に頓着しない医師もいますので、薬剤師が患者さんから味の好みを聞き出して、他のメーカーの製剤を試してみることを提案するなど、医師にフィードバックしていただければ助かります。

　肝性脳症に対しては、以前はタンパク制限が行われていましたが、現在では低栄養のある患者さんにはタンパク制限は行わないほうがいいとされています。肝性脳症に影響する要因は食事中のタンパク質以外にも、便秘・脱水・消化管出血・感染など多岐にわたります。それぞれの主治医の判断ということになりますが、私は他の要因について十分に介入してもどうしても肝性脳症のコントロールがつきにくい場合にのみ、タンパク制限を考えます。

　肝臓の予備能が低下していると貯蔵されているグリコーゲンも少なく、低血糖に陥ったり筋肉のタンパク質の異化が進みやすくなります。特に夕食から翌日の朝食までの時間が長い就寝中にグリコーゲンの枯渇が起こりやすいため、就寝前に200kcal程度のLES（Late Evening Snack）食を摂取することが有効です。要するに夜食です。BCAAを多く含む肝不全用経口栄養剤が処方されることもありますし、味が好みでないなら、おにぎり1個などでも大丈夫です。

　腹水・肝性浮腫には塩分制限を行います。味が薄いと食事摂取量が減り、低栄養を悪化させかねませんので、兼ね合いを考えなければなりません。塩分を少なめにしても美味しく食べることができる工夫を考えましょう。

管理栄養士の立場から

食生活改善は慢性肝炎のうちに

　代償性肝硬変ならではの食生活はありませんが、非代償性肝硬変に進行してしまってから急に食生活を変えるというのはとても難しいと思います。食物繊維の豊富な食品を食べる習慣をつけ、料理は薄味を意識し、減塩に少しずつ慣れていくとよいと思います。また、糖尿病が合併した肝硬変では発がん率が高くなると言われているため、軽い糖尿病であっても食事療法をしっかりと行うことが推奨されます。

　非代償性肝硬変では、良質なタンパク質を確保しつつ、血糖コントロールをし、減塩、高食物繊維、鉄を控えた食事を基本にします。これらを日常の生活ですべて満たすことは難しいですが、おすすめとした食材を毎回の食事で採り入れるよう意識しましょう。

　また、夏場の生の魚介類にはビブリオ属の細菌が付着していることがあり、肝硬変の患者では消化管だけでなく皮膚からも感染しやすく、重症化すると敗血症に陥ることもあります。調理作業は感染していない人が行い、夏場はなるべく加熱したものを食べるようにしましょう。

おすすめの食材

GIの低い主食…全粒穀物、スパゲティ、そば
食物繊維の豊富な食品…豆、種実、海藻、きのこ、根菜、粘り気のある野菜
良質なタンパク源…卵、乳製品、赤身のうすい魚、鶏肉、豚肉
※全粒穀物や未精製の種実や海藻ばかりを食べていると鉄の過剰摂取のおそれもあるので、そればかりにならないよう注意

ワンポイントアドバイス

　BCAA配合の経腸栄養剤は高エネルギーなので、その分食事の量を減らすことになるため、十分な便がつくられずに便秘になる人が出てきます。食事だけで便秘を改善することは難しいので、サプリメント的なものを使用するのもこの場合はありだと考えられます。鉄など、病態に影響を与える成分が含まれていないことを確認しましょう。

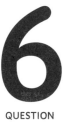

慢性腎臓病（CKD）に よく効く食事はなんですか？

QUESTION

POINT ▶ ● 質のよいタンパク質摂取を心がけましょう
● 低栄養にならないように注意しましょう

医師の立場から

　慢性腎臓病（CKD）は慢性的に腎機能が低下した状態で、原疾患、糸球体濾過量（GFR）、尿アルブミン / 尿蛋白によって評価・分類されます。CKDは進行すると終末期腎不全に陥り透析や腎移植が必要になり、治療目的の一つは終末期腎不全への進行の予防ですがそれだけではありません。CKDは心血管疾患のリスク因子であり、適切な介入によって心筋梗塞や脳血管障害の予防が期待できます。また、CKDはカリウム、リン、カルシウムの代謝にも影響を与えますので、高カリウム血症による重篤な不整脈やリン・カルシウムの代謝異常による骨代謝異常の予防もCKDの目的の一つになります。

　食事の制限はQOLを落とす可能性がありますので患者さんの年齢や重症度を考慮して行わなければなりません。例えばGFRが保たれている軽症の高齢者は終末期腎不全へ移行するおそれはほとんどないので厳しい制限の必要性は乏しいです。また、心血管疾患リスクはCKD以外の併存疾患、肥満・高血圧・糖尿病・脂質異常症にも強く影響を受けます。CKDだけを気にしても仕方がありません。バランスのよい指導が必要です。

　経口摂取されたタンパク質は体内で窒素代謝物となり腎臓に負荷がかかる

と考えられています。CKDに対しては重症度により段階的に「過剰な摂取をしない」ようにするために0.6〜0.8g/kg/日が基準とされています。制限しすぎても低栄養に陥りますので特に高齢者では注意が必要です。十分なカロリーと質のよいタンパク質の摂取を心がけます。タンパク質の摂取量を正確に評価することは困難ですが、血中のBUN（尿素窒素）/Cr（クレアチニン）比が参考になります。タンパク質に含まれる窒素は代謝され最終的にBUNとなりますのでタンパク質摂取が多いとBUN/Cr比は高くなります。ただし、BUN/Cr比はタンパク質摂取過剰のみならず、カロリー不足による異化亢進、消化管出血、脱水でも上昇します。

　塩分はステージにかかわらず3〜6g/日が推奨です。軽症ならば男性7.5g未満、女性6.5g未満を当面の目標としてもよいとされていますが、併存疾患として高血圧があるなら減らしたいところです。ナトリウム摂取を減らすために利用される減塩調味料の中には、塩化ナトリウムを塩化カリウムに代替しているものがあります。軽症のうちはカリウム制限は必要ありませんが、進行すると高カリウム血症のリスクが高くなり制限を要しますので、患者さんの重症度によっては避けたほうがいいでしょう。腎保護作用があるためCKDによく使われるアンジオテンシン変換酵素阻害薬やアンジオテンシン受容体拮抗薬も高カリウム血症の副作用があります。医師は血清カリウム値をモニタリングしながら使っているはずですが、採血結果について患者さんに確認してみてもよいかもしれません。

　食事が長期予後に与える影響を評価するのは困難であり、CKDの食事療法についてもエビデンスは不確実な部分が多いです[1]。とはいえ、わかっている範囲内でよりよい方法を目指さなければなりません。ガイドラインを参考にしつつ、患者さんの個別の事情にも配慮して指導しましょう。工夫次第では患者さんが我慢することなく食事療法を続けることができるようになります。

参考文献
1) Palmer SC, et al. Dietary interventions for adults with chronic kidney disease. Cochrane Database Syst Rev. 2017; 4: CD011998.

管理栄養士の立場から

慢性腎臓病食事療法の基本と薬局栄養相談の考え方

　慢性腎臓病（CKD）の食事療法は、病態や病期、合併症の有無等により、食事の制限内容が大きく異なることがあります。対象者ごとに医師から指導された食事療法を実践するようにしましょう。薬局では十分な情報を得られない場合もあるので、調理のコツや献立の考え方、食品の選び方程度に留めておくことが無難でしょう。

　慢性腎臓病は、腎臓を疾患別に見るのではなく、腎臓の機能を以下のような5段階のステージ（病期）に分けてとらえ、そのステージに応じた診療計画を立てていきます（**表3-6-1**）。

エネルギー摂取量

　CKD患者であっても、日常の消費エネルギーは健康な人と同じかやや低い程度とされています。普段の活動量と目標体重からエネルギー摂取量を決めますがあくまで目安に過ぎません。指示されたエネルギー摂取量であっても、目標体重を超えるようであればエネルギー量を減らし、体重が減少するようならエネルギー量を増やす必要があります。

　エネルギー不足が生じると、生命維持に必要なグルコースの原料として摂取したタンパク質や筋肉が動員されるため、筋力低下や低栄養などを招きか

表3-6-1 CKD重症度分類のヒートマップ

原疾患	蛋白尿区分		A1	A2	A3
糖尿病	尿アルブミン定量(mg/日) 尿アルブミン/Cr比 (mg/gCr)		正常	微量 アルブミン 尿	顕性 アルブミン 尿
			30未満	30〜299	300以上
高血圧 腎炎 多発性のう胞腎 その他	尿蛋白定量(g/日) 尿蛋白/Cr比(g/gCr)		正常	軽度蛋白尿	高度蛋白尿
			0.15未満	0.15〜 0.49	0.50〜
GFR区分 (mL/分 /1.73m^2)	G1	正常または 高値 ≧90			
	G2	正常または 軽度低下 60〜89			
	G3a	軽度〜 中等度以下 45〜49			
	G3b	中等度〜 高度低下 30〜44			
	G4	高度低下 15〜29			
	G5	末期腎不全 (ESKD) <15			

（日本腎臓病学会編．CKD診療ガイド2012．東京医学社より転載）

ねません。不足した分のエネルギーは脂質と糖質から補います。

ナトリウム制限（減塩）

　どの程度のナトリウム制限が必要かは個々の病態により異なりますが、軽度の慢性腎臓病であっても、食塩の過剰摂取は高血圧を介して病状を進行させる要因と考えられるため積極的に減塩に取り組むことが必要です。軽度のCKDであれば、食事摂取基準の食塩摂取量の目標量である男性7.5g未満、女性6.5g未満を目指すことが妥当ではありますが、多くの日本人がこの目標量を満たしていない現状を踏まえ、無理のない範囲での減塩から始めてもらうとよいでしょう。

➡食塩相当量の説明や減塩対策については「4.減塩」の項目を参照

飲酒

　中等度までの飲酒はCKDの悪化に影響しないと考えられていますが、CKD患者を対象とした観察研究が少なく，適度な飲酒量についての推奨は困難です[1]。アルコールには腎臓からの尿酸排出を抑制する作用があるため、高尿酸血症を併発している人では制限が必要です。

タンパク質は良質でリンの少ないものを

　摂取できるタンパク質量に制限のある人にとっては、少ないタンパク質量で効率よく体のタンパク質をつくれるアミノ酸スコアの高い食品を選ぶことが大切になります。アミノ酸スコアは一般に植物性よりも動物性食品のほうが高いのですが、ゼラチンは例外でアミノ酸バランスが悪いため、タンパク質制限のある人には不向きな食品です。

良質なタンパク質源になる食品はアミノ酸スコアだけでなく他の栄養素も
バランスよく含まれていることも重要です。慢性腎臓病ではリンの過剰摂取
が問題となるため、タンパク質源になる食品のリン/タンパク質比を把握し、
数値の高いものはなるべく避け、低めの食品に置き換えるようにアドバイス
をします。

➡ P.164「付録2：タンパク質源になる食品のリン/タンパク質比」を参照

その他食事制限のコツとアドバイス

◉食品添加物とリン

　食肉加工品や魚肉練り製品の結着剤、お菓子や乳製品に使用する乳化剤に
は食品添加物としてリン酸化合物が使用されていることが多いため、加工食
品をよく利用する人ではリンの過剰摂取の危険性があります。加工食品は一
般的に食塩含量が高いものが多く、慢性腎臓病を患っている方には不向きな
食品です。ドラッグストアの売り場を例に、リンや食塩の多い食品について
説明するとよいでしょう。

◉カリウム

　カリウム制限の指示がある場合以外では基本的にカリウムの制限は必要あ
りません。病院で説明された食事療法の補足や、実際に食材や食品を選ぶと
きのアドバイスが薬局栄養相談の基本になると思います。

　カリウムは生物にとって必須の栄養素であり、ほとんどの生鮮食品に含ま
れています。食事からのカリウムを低減させるには、カリウムの多い食品を
控えるか、調理の工夫でカリウムを減らすことが基本になります。カリウム
は水に溶けやすい性質があるので、刻んで水にさらしたり、たっぷりの水で
茹でることである程度除去することができます。特に茹でることは生物の細

胞膜を壊すため、効率よくカリウムを除去することができます。茹でても美味しい食材を積極的に活用することが上手にカリウム制限するコツといえるでしょう。

カリウムが多く控えたい食品

　バナナ、アボカド、メロン、キウイフルーツ（カリウムが多いだけでなく基本的に生で食べるため）、生野菜、長芋（生で食べる場合）

カリウムを減らす調理の工夫

　野菜・キノコ…葉物野菜は茹でることで50％近くカリウムを除去できます。根菜類はなるべく小さく切ってから茹でることで、除去率がアップします。茹でた食材は水にさらして十分に水切りをします。

　果物…コンポートのような調理がよいでしょう。一度茹でこぼしてから、甘く煮るようにします。

　肉類…薄切り肉を選び茹でて水さらしをします。しゃぶしゃぶよりも加熱時間を長めにとります。

　重度ではない慢性腎臓病ではカリウム制限はビタミン不足になるリスクもあるため、基本的には不要です。腎臓を労わるため自主的に控えているという人に対しては、主治医の指示がない場合には必要ないことをアドバイスしましょう。

高齢軽症患者

【前提】

　CKDのタンパク質制限をはじめとした食事療法は腎機能低下や末期腎不全のリスク低減を目的に行われるものですが、末期腎不全よりも死亡のリスクが高いと考えられるため、高齢軽症患者に対しては、サルコペニアやフレイルをはじめとした低栄養の予防やQOLに配慮した食事のアドバイスが求め

られる旨を前提としています。その根拠として、診療ガイドライン2018[1] より「タンパク質制限の画一的な指導は不適切であり、個々の患者の病態やリスク、アドヒアランスなどを総合的に判断して、タンパク質制限を指導することが推奨」されています。

GFR区分：G1〜G2　タンパク質摂取量の上限の目安は1.5g/kg/日 とされており、高齢者の食事ではこれ以上のタンパク質摂取量となることは少ないと考えられるため、タンパク質の制限は考えなくてよい、と言えます。

G3　1.3g/kg/日 上限が目安と考えられ、サルコペニアでも同様。G3期でのタンパク質制限による腎保護効果はさほど高くありません。

高齢軽症患者では、療養食によりきちんと制限を守ることよりも、食欲を落とさず体に必要な栄養素の確保が優先されるケースが多く存在します。特に腎不全など減塩が求められる療養食は、塩味の濃い味つけを好む高齢者では、食欲がわかずに食事量が低下し、低栄養状態を招きかねません。

自宅で食事療法を行っているケースでは、食事の提供量と喫食量を確認します。特に低栄養の予防の観点から、エネルギー量とタンパク質は十分確保できているかを確認します。

1日当たりのタンパク質制限が50gの人が制限を守った食事を提供し半分ほどしか食べていない場合には、タンパク質摂取量は25g程度と考えられます。しかし、料理によってタンパク質量が異なりますので、評価をするときには、ご飯やパンなどの主食、肉や魚、卵を使った主菜、野菜メインの副菜、汁物、漬物に分けて栄養量を見積もるとよいでしょう。タンパク質の多くは主食と主菜に含まれますので、これらの喫食率を確認することが重要です。

エネルギーの充足については、食事の他に甘い飲みものや間食の量を確認し、体重の変化で評価します。高齢の慢性腎臓病の人ではエネルギー不足で分解された筋肉を取り戻すことは難しいため、低栄養から一気に要介護状態へと移行することも考えられます。栄養バランスも大事ですがエネルギー不足が疑われるケースでは、甘い飲みものやお菓子など手軽に採れるものを活

用し、エネルギー不足の改善を優先しましょう。

薬局の商品の活用

　エネルギーアップ：ウイダー in ゼリー（プロテインなし）、かりんとう、アメ

　総合栄養食：メイバランスなどの濃厚流動食（食事量が全体的に不足しているケースに使用可能）

　水分補給：無果汁の清涼飲料水、寒天ゼリー

参考文献

・日本腎臓学会（編）. エビデンスに基づく CKD 診療ガイドライン2018. 東京医学社. 2018.
・厚生労働省. 日本人の食事摂取基準2020.
・日本腎臓学会. サルコペニア・フレイルを合併した保存期 CKD の食事療法の提言. 日腎会誌 2019; 61(5): 525-556.

7

胃腸の調子がよくないときの食事はどうしたらよいですか?

POINT ● 消化のよい食品、消化のよい調理法を把握しましょう
● 食事以外の見直しも考えましょう

管理栄養士の立場から

　消化の悪いものを避け、消化しやすく調理された食事で栄養を確保することが基本になります。消化のよいものを食べるようにと言われた場合には以下のような食事が基本となります。

食材の選び方

　エネルギー源となる三大栄養素では、炭水化物が比較的消化しやすく、タンパク質や脂質は消化に時間が必要であり、胃腸への負担は大きくなります。胃腸の調子が悪いときでも十分な栄養を確保することは大切ですので、なるべく消化のよい食材を選ぶようにします。

　タンパク質源として重要な食品として、肉や魚、鶏卵、大豆などが思い浮かびますが、消化の比較的よいものとして鶏卵や魚が勧められます。ただし、同じ食材であっても部位や調理法、脂肪の割合の違いで消化にも影響を与えますので注意が必要です。魚でも脂ののりのよいものは胃腸への負担となりますし、鶏卵でも卵白よりも卵黄のほうが消化によいことは押さえておきた

いところです。肉類を選ぶときも同様で、なるべく鶏のササミなど脂肪の少ない部位を選び、スジなど結合組織の多い部位は避けましょう。

　植物性の食品では、食物繊維が多いものでは消化管に負担がかかりますので注意が必要です。ナッツや豆類は栄養豊富な食品ですが、胃腸が悪いときにはあまり積極的に食べないほうがよいと考えます。豆腐のような加工品として食べるようにしましょう。

消化によい食べ方と悪い食べ方

　消化によい食材であっても、食べ方を間違えてしまえば消化の悪い食事になることもあり注意が必要です。消化管は37℃付近の温度で本来の機能を発揮するようにできており、冷たい飲みものや食べものが通過すると消化機能が低下し、胃もたれを助長する可能性があります。いわゆる夏バテの原因の一つです。

　調理の基本は、食材を小さめにカットすることと加熱です。例外はありますが、たいていの食材は熱を加えると消化されやすくなる性質があるため加熱して食べるようにしましょう。特に野菜など植物性の食品はそのままでは消化が難しい硬い細胞壁を持っているため、やわらかくなるまで加熱しましょう。生で食べられる果物でも、果皮は取り除き、しっかりとかんでゆっくり食べるようにしましょう。

　食材によっては加熱すると消化が悪くなるものもあり注意が必要です。消化のよい食材として紹介した魚ですが、焼き魚にすると消化が悪くなることが実験的に確かめられています。病み上がりの食事に煮魚が提供されることが多いのはこのためでしょう。刺し身は意外と消化がよいのですが、胃腸の状態が悪いときには食中毒のリスクも高まるため、避けたほうが無難です。

　麺類も消化によさそうなイメージがありますが、コシの強いうどんやアルデンテのスパゲッティなどは消化されにくいため、通常よりも茹で時間を長

めにとるようにしましょう。食べ方ものど越しを味わうことは避け、原型が
なくなるまでよくかんでから飲み込むようにしましょう。

医師の立場から

　特定の消化器疾患と関連する食品もあります。胃食道逆流症 (GERD) は、
胃の内容物、特に胃酸が食道に逆流することで胸やけや胸痛といった自覚症
状や食道粘膜のびらんや炎症を引き起こす病気です。治療はプロトンポンプ
阻害薬などの酸分泌抑制薬の投与が主ですが生活習慣の改善も治療の一つで
す。

　GERDを悪化させうる食品としてよく知られているのは、炭酸飲料、アル
コール、チョコレート、高脂肪食です。コーヒーや柑橘類、辛いスパイスが
関係しているとする報告もあります。ただし、個人差が大きいので一律に特
定の食品を禁止する必要はありません。食べてみて症状が悪化するようなら
次からは避ける、といった個別の対応がよいでしょう。

　食べ方についても、大食い、早食い、就寝直前の食事、食後すぐの臥床は
よくありません。特に右側臥位 (右側を下にして寝る) だと、解剖学的に胃内
容物が食道に逆流しやすいです。肥満と喫煙も悪化要因です。肥満と喫煙は
GERDだけではなく他の疾患のリスク因子でもあるので、適切に介入したい
ところです。

　日常診療で多い慢性の消化器疾患は、他に機能性ディスペプシア (FD) が
あります。FDは内視鏡等の検査で器質的病変を認めないにも関わらず、胃
もたれ、腹部膨満、腹部痛といった上部消化管症状が慢性に続く疾患です。
病態は複雑で、上部消化管の運動機能の障害、消化管粘膜の知覚過敏、心
理的要因が関係しています。FDと食事については、高脂肪食や不規則な食

事間隔が悪化要因だとされていますが、治療介入のエビデンスは不十分です。心身医学的なアプローチも有効かもしれません。

　胃潰瘍や十二指腸潰瘍もよくある病気です。厳密な食事療法は必要ありませんが、カフェインや香辛料を大量に摂取するのは避けたほうがいいでしょう。大量の飲酒もよくありません。

Part

4

—

食品と健康をめぐる Q&A

がんが消える食品はありますか？

食べものは薬ではないので、がんだけでなく病気を治す目的で食べるものではないですと伝えてほしいと思います。

ただし、抗がん剤治療は栄養状態がよくないと継続できませんので、少量頻回食や消化のよい食べものなどで十分な栄養を確保することは大事です。

根拠に乏しい健康本では「○○を食べるとがんが消えた」といったテーマは定番ですが、医療のプロフェッショナルである薬剤師は、がんが消える食品はないことを知っておくべきです。

新型コロナの予防に役立つ食事はありますか？

保存食品などの備蓄食が生活圏内で大流行しているときには巣ごもりに役立つとは思いますが、コロナに打ち勝つ免疫機能を強化するような効果は期待できないと思います。

「○○が新型コロナに有効」という言説はよく見ますが、よくて試験管内でウイルスを不活化したという話に過ぎず、悪ければほとんどなんの根拠もありません（「備蓄食が役立つ」という視点は思いつきませんでした）。

「卵は1日1個まで」は正しい？

　望ましい卵の摂取量はというのはまだわかっていない、というのが現状です。少ないほどよいという報告もあれば1日1個であれば循環器疾患の発症を抑えられるという報告もあり、一貫した結果が出ておりません。卵の摂取量が多いほど、血中LDL濃度が高くなる傾向は確実なので、健診などで高めの数値が出ている人は控えるのはよいと思います。ただし、卵は栄養価が高いだけでなく、安価で美味しく、調理も比較的簡単であるという素晴らしい食品ですので、低栄養の心配な高齢者の方に適した食品だと思います。メリットとデメリットを天秤にかけアドバイスを行うようにしましょう。

　以前は卵に含まれるコレステロールのために卵を食べすぎると体に悪いと言われていました。しかし、最近の研究では卵の消費量と心血管疾患の関連は否定的です。「1日1個」という基準には根拠はないようです。ただし、いくら食べてもよいというわけではありません。

日本人の腸が長いって本当？

 ✕ 　剖検記録などでも人種による大きな差はなく、男女差のほうが大きいことがわかっています。

　腸の長さで適している食べものが変わるという主張はナンセンスです。

 ✕ 　「肉を多く食べてきた西洋人と比較して、菜食・穀物食中心の日本人は腸が長い。だから日本人は肉食には向いておらず、あまり肉を食べないほうがいい」という話がありますが、俗説にすぎません。仮に日本人の腸が長いのが事実だとしても、肉を食べないほうがいいという結論は導けません。

親やパートナーがサプリメントにはまって困っています。どうすれば？

  　私の経験上、体にいいと思っている習慣を家族が注意をしてもかえって反発を招き、よい結果にならないことが多いようです。健康状態の変化を見逃さず、もし問題が起こっているようでしたらすぐに手を差し伸べられるよう見守ることが大切と考えます。

△ **「共感の表明と傾聴を。議論は避ける」**

　これは困りますね。しかし、すでにはまった人を説得するのは困難で、サプリメントに効果があるというさらなる証拠をネットや本から探すようになり、信念を強化することになりかねません。サプリメントの効果については否定も肯定もせず、共感的態度を示しながら傾聴する、くらいのことしかできません。

便秘によい食べものはありますか？
ヨーグルト？　食物繊維？

 △ 　エビデンス的にはナタマメの食物繊維であるグァーガム含有食品で改善効果が示されたという報告はあります。食物繊維量の多い食べもので糞便量がアップしたり、腸内細菌叢によい影響などが期待できますが、明確な便秘改善効果となると難しいようです。自身の経験上、最初はよいのですがすぐに体が順応してしまうように思います。特定の食べものを続けるよりもいろいろな食品をしっかり量を食べるのがよいのではと思っています。

 ○ 　便秘によいと「される」食べものはたくさんあります。残念ながら質のよいエビデンスが豊富というわけではありません。ただ、便秘は、治療介入から効果判定までの期間が短くて済みます。集団でのエビデンスが乏しくても、個人がいろいろ試して経験で効果があるものを使うのはかまいません。

地産地消は体にいい？

 △よりの×です。農産物で考えると、土地によってミネラル含有量に違いがあり、ヒ素やカドミウムが多い地域では地元産ばかりを食べていると知らず知らずに有害元素を多く摂取していた、ということがあるかもしれません。リスク分散のためにもさまざまな地域でとれた食べものを組み合わせるとよいでしょう。

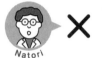 地元で生産される農作物について知ったり、消費を促して経済にプラスの効果はあるでしょう。ただ、体にいいかどうかは別問題です。

水道水は体に悪い？ 健康によい水はありますか？

 安全性の高い水ほど健康によい水と考えれば日本の水道水は最高レベルです。逆に、店頭で専用容器で補充できる水のサーバーがありますが、すぐに飲むのにはいいものの、塩素が入っていないため、時間がたつと有害微生物繁殖のリスクがあります。

 現代の日本の水道水は安全です。健康によいと称する水もたくさんありますが、エビデンスは乏しく、値段に見合った効果は期待できません。ただ、主観的に健康になったと感じているのであれば、無理にやめさせたりは

しないほうがいいでしょう。

コーヒーは体にいいという話と、体に悪いという話とがあります。どちらが正しい？

　飲みすぎれば体によくありませんし、甘い飲みものやアルコール飲料を飲んでいた人がそれをコーヒーに置き換えれば体によいと言えるでしょう。

「どちらが正しくてもいい」
　傾向としては、以前はコーヒーが体に悪いという研究が多く、最近では逆に体によいという研究が多いようです。個人的には、コーヒーは体によいのが事実であって、最近の研究は交絡因子を丁寧に補正するようになったためより正確な研究が増えたと考えています。ですが、私がわりとコーヒーをたくさん飲んでいるからそう考えたいだけかもしれません。研究の結果が割れるのは、プラスだろうとマイナスだろうと効果があったとしても小さいことを示唆しており、コーヒーが好きなら飲んでいいし、嫌いなら飲まなくていいです。

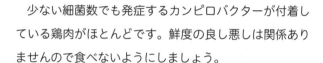

鶏の刺身は食べても大丈夫？

 ✕

少ない細菌数でも発症するカンピロバクターが付着している鶏肉がほとんどです。鮮度の良し悪しは関係ありませんので食べないようにしましょう。

 △

カンピロバクターのリスクは無視できず、あまりお勧めしません。ただ、地域によっては独自の生食用食鳥肉の基準を設けており、リスクはゼロではないものの高くありません。一定のリスクを承知のうえで食べたいものを食べる権利はあります。食の安全と食文化の尊重のトレードオフを考えるよい事例だと思います。

食品添加物は少なければ少ないほどいいですよね？

 ✕

食品添加物は一般に悪者イメージが強くなっており、企業も使わないに越したことはないと考え、なるべく使わないようになってきており、それでも使用している場合には必要不可欠であり、必要最小限が用いられていると考えてよいと思います。これを下回ると商品が劣化したり、風味を損なったり、安い価格で販売が難しくなるなどのデメリットが生じることにもなりかねません。食品廃棄を少なくすることが命題となっていますが、その観点からも食品添加物は貢献しているともいえそうです。

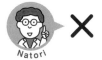 ✕ 　少なければ少ないほどよい、ということはないです。食品添加物とひとくくりにいっても多様多種ですし、日本で認められている食品添加物は安全性が確かめられています。

視力をよくしたいならブルーベリーを摂取したほうがいい？

 ✕ 　一般にそのようなイメージが浸透していますが、効果はないと考えてよいでしょう。機能性表示食品にはブルーベリーの名前の入った商品がありますが、有効性の根拠として野生種のビルベリー抽出物で許可をとっています。

　機能性表示食品の評価については対談を参考にしてください。

 ✕ 　ブルーベリーが好きで食べるならいいですが、視力を改善するといった特別な効果はないようです。サプリメントや健康食品で、目のピント調節機能や眼精疲労回復に効果を謳うものもあります。個人的にはそうした効果にも懐疑的ですが、試してみて主観的に改善したと感じられたら続けてみてもかまいません。

薬に頼らず自力で血圧や血糖値を下げたいです。どうすれば？

　栄養士としてはくやしいですが、毎日30分以上のウォーキングの効果を上回る食事法は思いつきません。運動はインスリン非依存の細胞へ血糖を取り込む効果が期待できます。運動効果を増すためには十分な栄養確保が求められますが、糖尿病の人では一度に多量の糖を処理できないため、血糖コントロールを意識すると運動量に見合った食事が摂れない悩みを持つ人もいるようです。運動量を増やす場合には、糖質以外のタンパク質、脂質でエネルギー量を増やすとよいでしょう。

「食事療法や運動療法を頑張りましょう」

　このような質問をする患者さんが期待しているのはおそらく、ふくらはぎを揉むだけとか、タマネギ氷を食べるだけとか、楽して簡単に血糖値・血圧を下げる方法です。気づかないふりをして標準的な食事療法や運動療法を勧めてみてはいかがでしょう。

「発酵食品は体にいい」とよく聞きます。本当？

　発酵食品はもとの食材よりも消化がよくなる場合が多く、微生物の作用で各種ビタミンが産生されたりしますので、これを体によいとすれば○といえるでしょう。

適度に摂取すれば体によいものもある、ぐらいに考え
ておけばいいのでは。味噌や醤油は塩分が多いので注意。

植物食が最も体によく、次に魚、鶏、哺乳類の
順にヒトから系統的に遠い生物を食べるのが
体にいいと聞きました。科学的根拠はありますか？

そのような話に詳しくないのでよくわからないのです
が、それが正しいとすると、生物系統樹で考えると真核
生物ではなく、真正細菌や古細菌を食べることが勧めら
れそうですが、本当にそうなのでしょうか？　科学的に
はまともに検証をされたことがない説ではあると思いま
す。

科学的根拠はありません。ただ、肉食に偏っている人
がそのような俗説を信じると結果的にバランスのよい食
事になりそうです。

うなぎと梅干を一緒に食べてはいけない、いわゆる食べ合わせについては？

△

　うなぎと梅干しのように昔から伝えられている合食禁の多くに栄養学的な根拠はありませんが、そのまま食べても問題のない食べものがお酒を飲むと中毒を起こすようなケースはあります。例えば、ヒトヨタケやホテイシメジにはアルコールが分解されてできる毒性のあるアセトアルデヒドを無毒化するアルデヒド脱水素酵素の活性を阻害する成分が含まれており、その状態で飲酒をすると中毒を起こしてしまいます。

×

　根拠はありません。ただ、うなぎと梅干しをどうしても同時に食べたい人でもない限り、この俗説にはそれほど害はありません。気にする人もいますので、知識としては知っておいたほうがいいでしょう。

最近あまり聞きませんが、アルカリ性食品は体によいと言われていました。これは？

×

　全く根拠はありません。このような表現がされていたら他の主張もあやしいのでは、という指標になりそうです。

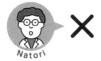 ✕ 　根拠はありません。食に関する俗説には流行りすたりがあるようです。しかし、「アルカリ性食品が新型コロナ対策にいい」という話をつい最近聞きました。油断なりません。

和食の基本の合言葉「まごわやさしい」は？

  　「まめ、ごま、わかめ、やさい、さかな、しいたけ、いも」
　基本となる穀物に栄養価の高い乳製品、卵、肉を十分に食べている食生活をしているのでしたら、まごわやさしいが不足していませんか？　という観点であれば〇ですし、まごわやさしいがメインで、他の食材は控えましょう、となると低栄養の危険もありますので✕になります。

 ✕ 　根拠はありませんが、結果的にはバランスのよい食事につながるかもしれません。一方で、根拠の乏しい代替医療を行っている医師が提唱していることもあって、個人的にはあまり好きではありません。

健康によいオイルはそのまま食べても健康によい？

　地中海式食生活など栄養疫学調査の結果、オリーブオイルの摂取量の多いグループの健康指標が優れていたことを根拠にオリーブオイルをプラスする食生活が推奨されることがありますが、オリーブオイルなど植物油をそのまま飲むような食事法は基本的に推奨できません。主にヨーロッパの食生活では動物性脂肪の摂取が日本に比べ多い傾向がありますが、動物性脂肪をオリーブ油などの植物性脂肪に置き換えることが健康指標向上のポイントであると考えます。普段の食事が動物性脂肪が多くなっていないかに気を配るほうがよいでしょう。

　低栄養リスクなどの特別な状態にない限り、オイルをそのまま摂取して健康になるという質のよいエビデンスは現時点ではないようです。飲んで美味しいならいいですが、そうでもないなら料理に使って美味しくいただくほうがいいのではないでしょうか。

血圧が高めの人はお酢や黒酢飲料を生活に取り入れたほうがよい？

　降圧作用については、特保の許可要件となっている、黒酢およびリンゴ酢ドリンクの降圧作用を調べ、有意差ありとする二重盲検試験があります。

　二重盲検試験ではありますが、酢酸特有の味をマスク
するのは容易ではないと思いますので、完全に盲検になっ
ているのかは微妙というのが個人的な見解です。

　お酢はさっぱりした味わいの使い勝手のいい調味料で
あり、よほど食べ過ぎなければ有害な作用をもたらす心
配が少ない食材ですので、わずかな効果かもしれません
が、それに期待し日常生活に取り入れるのはありかもし
れません。

　ただし甘い味つけをした飲みものだと、飲み過ぎは過
体重のもとにもなりかねませんので注意が必要です。

　現時点では、お酢や黒酢飲料が直接的に高血圧に効く
かどうかはなんとも言えません。ただ、結果的に減塩に
つながるならよいのでは。

食べもので免疫力アップって本当？

　「免疫力」は要注意ワードです。免疫力がアップすると
称されていても、いったいなにを指標にしているかもよ
くわかりません。根拠に乏しいサプリメントや健康法の
宣伝に利用されていることもあります。わかりやすいの
で私も説明のときに使ったりすることもありますが、基
本的には「免疫力」は正確な医学用語ではありません。た
だ、患者さんが信じているようならあえて否定するほど
のことではないと思います。

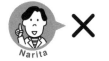免疫機能を正常に保つためには十分に栄養を摂って健康な体を維持することが大切です。その意味で免疫力と述べているのであれば問題はありませんが、免疫に関係する特定の指標が上昇することを免疫力アップとしているのであれば、その主張には眉につばをしたほうがよさそうです。基本、病気にかからなくなる食べものなんてありません。

食べものでデトックスは？

デトックスの医学的根拠は不明確です。というか、食品に限らず、デトックスを謳う健康法・健康グッズはほぼインチキです。しかし、偏食にならない程度であれば、デトックスになると信じる食べものを食べていただいてもかまいません。大量の塩水を飲むなど、まれに危険なデトックス法が信じられていることがあるので注意は必要です。

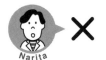子どもの発達障害関連でもデトックスで有害物質を除去し改善を謳うような食品を見たことがありますが、これも根拠のないものです。栄養の偏りにもつながり身体の発達に悪い影響も予想されますので、よくない旨を伝えてあげる必要があります。こんにゃくなど食物繊維の多い食品でデトックスというのであれば、消化管の健康にはよさそうですので、極端に多く食べない限りは問題なさそうです。

補論：特定保健指導

青木淑恵（管理栄養士）

生活指導はさまざまな場所で行われています。

医療の現場で医師や看護師などのコメディカルによって行われる指導もありますし、職場では産業医や産業保健師による指導、他にも医療保険者によって実施されている特定保健指導というプログラムもあります。

この中で、医療保険者の義務とされ、実施されているのは『特定保健指導』です。

特定保健指導は内臓脂肪蓄積型肥満を改善し、生活習慣病を予防して、医療費の適正化を行うことを目的にしています。

基本的に生活習慣病に関する服薬が開始されると対象者とはなりません。ということは高血圧症、脂質異常症、糖尿病で受診している人の中には、「過去に特定保健指導を受けた経験のある方」も一定数いると考えられます。

特定保健指導は専門職（医師、保健師、管理栄養士）による初回面接が実施されます。

目標体重、目標腹囲、生活習慣の改善行動を定め、参加者は3〜6ヶ月間の期間、生活習慣改善に取り組むというものです。

基本的に動機づけ支援と、積極的支援という2つのコースに分かれ、積極的支援では専門職から電話や手紙で複数回にわたって情報提供が行われます[1]。

面接の際に専門職は参加者から生活状況のヒアリングを行い、健康状態にリスクとなる習慣を探し出し、改善提案を行います。また取り組みを継続している期間中には、目標の達成度によって、励ましや称賛、具体的な取り組み方法の提案などを行います。こうやって見てみると薬局での服薬指導時における生活指導と共通する点が多いでしょう。

管理栄養士が生活指導を行う際、改善ポイントを見つける切り口は複数ありますが、今回は2つのパターンをご紹介します。

①生活習慣からリスクに紐づく習慣を見つけるパターン

生活習慣全般（食事、運動、生活リズム、その他）をアセスメントし、リスクの原因となっている習慣を確認し、改善行動の提案という順番で進めていく方法。幅広く生活習慣をアセスメントするため、改善の優先順位がつけやすく、また思わぬ原因を発見できることもあります。

②リスクから紐づく生活習慣を見つけていくパターン

　検査値を確認し、検査値リスクと強く結びつく生活習慣をアセスメントし、改善行動の提案という順番で進めていく方法。検査値に関連する生活習慣のみのアセスメントで済むため、短時間で実施でき、専門職と参加者双方の負担が少ないことが利点です。

　服薬指導の際、生活習慣に関するアドバイスを行う起点は、お薬が変わった場合や患者さんご自身から検査値の相談があった場合が多いでしょう。

　このようなケースでは、薬の内容から「リスクとなっている検査値」がわかっている状態ですし、比較的短時間での指導となるため、②の方法であるリスクから生活習慣に落とし込んでいく方法が向いているのではないでしょうか。

　大まかな流れは以下のようなものになるでしょう。

1. **検査値や処方内容の変化**
2. **切っ掛けとなる問いかけ**
3. **患者さん本人からの申告**
4. **生活習慣のアセスメント**
5. **改善行動の提案**

1. 検査値や処方内容の変化

　検査値の悪化であれば、患者さん自身から「検査値が悪化した」と申告や相談がある場合でしょう。処方内容の変化であれば、同じ血圧の処方であっても内容が変わったときにはなにか要因があるはずです。このような場合、参加者はコミュニケーションを必要としている状況であると考えてよいでしょう。

2. 切っ掛けとなる問いかけ

　「お薬が変わりましたが、どうされましたか？」など軽い切っ掛けとなる言葉をかけてください。くれぐれも悪化したことを指摘するような言葉は避けましょう。患者さんは話すことが憂うつになり、この後の会話の価値をお互いに落としてしまいます。

3. 患者さん本人からの申告

　「年末年始食べ過ぎてしまって」「最近、外に出る機会が減ってしまって」「年齢のせいだよ」というような軽い返事が返ってくることでしょう。

4. 生活習慣のアセスメント

ここからが腕の見せどころです。本書 Part1 〜 Part4までの解説を思い出しながら、リスクに関係する生活習慣をヒアリングしていきましょう。例えば高血圧であれば以下のあたりが修正項目となってくるでしょう。

①減塩

②野菜・果実を積極的に摂取し、飽和脂肪酸・コレステロールの摂取を控える。多価不飽和脂肪酸や低脂肪乳製品の積極的摂取

③適正体重の維持

④運動療法

⑤節酒

⑥禁煙

（高血圧治療ガイドライン2019[2]参照）

とはいえ、これら全部のヒアリングが必須ということではありません。継続的に来局されている患者さんであれば、ある程度は生活の状況もわかっているでしょうから、すでに聞いている項目は繰り返し聞く必要はないでしょう。

ある程度、人となりを把握している患者さんであれば、聞くべき項目はアタリがつくかもしれません、例えば適正体重、運動、節酒のあたりは「〇〇さん、最近は体重変わってますか？」という程度で答えてもらえるでしょう。

初めての患者さんには、一通り聞いておき、薬歴にメモしておくとよいでしょう。

5. 改善行動の提案

4のアセスメントで課題となる生活習慣は見えてくるはずです。

次に、課題となる生活習慣の改善を患者さんに提案していきます。ただし、まずは医師から生活習慣の指示事項が出ていないか確認しましょう。また、患者さんの中には職場など医療機関以外で健康改善プログラムで指導を受けている場合がありますから、そのあたりを聞いてもいいでしょう。

改善行動を提案するとき、大事なのは「患者さんが実践できる内容」であることです。要素はいくつもありますが、大きな要素としては以下のようなことが考えられます。

1）知識レベルにあっている

2）意識レベルとあっている

3）ライフスタイルに即している

①知識レベルにあっている

　　例えば食事では、料理＞食材＞栄養素と、いくつかの階層に分かれたまとまりがあります。一番小さな栄養素の単位で食事を評価することは、実施が困難で精度管理も難しく、現実的ではありません。

　　患者さんの知識レベルに合わせて、「この人は料理をするから食材で話をするとよさそう」「この人はお惣菜を買ってくることが多いから料理名で言うと実践しやすそう」と情報提供のレベルを使い分けることは、実践に向けて大事な要素となります。

②意識レベルとあっている

　　行動変容ステージと表現されることもあります。本人の改善意欲と言い換えてもいいかもしれません。

　　意欲が高ければ、困難と考えられる提案であっても必要性が伝われば実行されると考えられます。反対に意欲が低い場合では、困難な取り組みは実施されない場合がありますから、簡単な取り組みから実施していき、自己効力感の醸成から行っていく必要があると考えられます。

　　また意識レベルは行動ジャンルによって異なってきます。例えば禁煙には意欲がなくても、運動には意欲的といった具合です。患者さんが一部の習慣についてネガティブな反応を見せた場合でも、他の習慣についての意欲もヒアリングしていく必要があります。

③ライフスタイルに即している

　　普段の生活を大きく変えることは難しいです。毎日総菜を買って食事を用意している人が、いきなり完全自炊に切り替えることは現実的ではありませんし、毎日歩数が2,000歩の人がいきなり毎日10,000歩歩くことはハードルが高いです。

　　先述した意識や意欲がそろった場合に、劇的な改善を実施される方はまれにいますが、多くの場合では、理想とすべき目標は提示しつつ、まずは短期での取り組みを提示し、生活に落とし込んで実施可能な内容を設定することが重要です。

病院や職場など、現在は多くの場で生活指導が実施されています。

　生活指導を行う場合は、現在他の場所で指導を受けているか、指導を受けている場合は指導内容をヒアリングしてから指導を行うと、指導領域や情報レベルのあたりがつき、話す内容に濃淡が付けやすく、患者さんが必要とする情報を話すことができます。

　例えば、病院で看護師や栄養士による指導を聞いている場合は、全般的な内容は手薄にして、検査値や病気に関連した内容に寄せてもいいかもしれません。もしくは病院での指導から時間が経過してくる中で新たな疑問が出てきている場合もあります。

　人によっては指導を受けた経験があり、基礎知識を身につけていても「予防域で指導を受けて、知識を身につけていても、うまく実施できず悪化し、治療開始となってしまった」という方もいるかもしれません。

　このような方たちは通り一辺倒の情報や、一方的な情報提供ではうまくいかないこともあります。行動変容ステージモデルや、コーチングなどさまざまなコミュニケーション技術が必要とされます。

　いずれも共通するのは「実践するのは患者さんご自身」であるということです。私たちが代わりに食事を食べたり、運動することはできません。本人が実践する手助けを行うことしかできませんから、実践できる情報を伝える必要があるでしょう。

参考文献

1）厚生労働省健康局. 標準的な健診・保健指導プログラム【平成30年度版】.
　　https://www.mhlw.go.jp/stf/seisakunitsuite/bunya/0000194155.html（最終確認日2021年11月12日）
2）日本高血圧学会高血圧治療ガイドライン作成委員会（編）. 高血圧治療ガイドライン2019. ライフサイエンス出版, 2019.

付録 1：100kcal の食品目安

分類	食材名	100gの エネルギー	100kcal 当たり 重量 (可食部)	100kcalの 目安	分類	食材名	100gの エネルギー	100kcal 当たり 重量 (可食部)	100kcalの 目安
主食食品	ご飯	156	65	小茶碗 1/2杯	豆類	枝豆	125	80	50サヤ
	モチ	223	45	切り餅1個		納豆	190	53	ミニ 1パック
	食パン	248	40	8枚切り 1枚		木綿豆腐	73	137	1/2丁
	クロワッサン	406	25	2/3個		つぶあん	239	42	スプーン 山盛り1杯
	あんぱん	253	40	1/3個	イモ類	さつま芋	127	79	1/3本
	カレーパン	302	33	1/4個		じゃがいも	51	196	1と1/3個
	うどん乾麺	333	30	1/3束		こんにゃく	5	2000	板こんにゃく10枚
	生中華麺	249	40	1/4玉	野菜類	トマト	20	500	3～4個
	おにぎり (サケ)	165	61	2/3個		かぼちゃ	78	128	1/12個
肉類	牛もも(輸入)	148	68	薄切り肉 2枚強		きゅうり	13	769	8本
	牛バラ肉 (輸入)	338	30	薄切り肉 1枚程度		玉ねぎ	33	303	1と1/2個
	鶏もも肉	190	53	1/4切		もやし	15	667	3袋
	鶏むね肉 皮なし	133	75	1/3切		ほうれん草	18	556	3束
	豚もも肉 大型種	171	58	薄切り肉 2枚程度		ブロッコリー	37	270	1と1/2個
	豚バラ肉 大型種	366	27	薄切り肉 1枚程度		キャベツ	21	476	1/3玉
	ベーコン	400	25	薄切り 2枚強		アスパラガス	21	476	中20本
魚介類	アジ	112	89	小1尾		人参	35	286	1と2/3本
	タラ	72	139	小切り身 2枚	インスタント・冷凍食品	カップ ヌードル			1/4個
	サーモン	201	50	中切り身 2/3枚		カップ麺 ノンフライ			1/3個
	まぐろ赤身	115	87	刺し身 6切れ		カップ 焼きそば			1/5個
	まぐろトロ	308	32	刺し身 2切れ		レトルトカレー	119	84	2/5袋

分類	食材名	100gの エネルギー	100kcal 当たり 重量 (可食部)	100kcalの 目安	分類	食材名	100gの エネルギー	100kcal 当たり 重量 (可食部)	100kcalの 目安
	あさり	27	370	むき身 70個		ピザ	240	42	小2/5枚
	イカ	64	156	1/2杯		チャーハン	210	48	1/10袋
	エビ	77	130	小8尾	フード等ファースト	ハンバーガー	250	40	2/5個
	かまぼこ	93	108	9切れ		フライドポテト	303	33	M1/4個
卵類	鶏卵	142	70	L1個		牛丼	187	53	並1/6杯
	厚焼き卵	146	68	3切れ弱		かけそば			1/3杯
乳類	牛乳	61	164	小コップ 1杯	氷菓	スーパー カップ	182	55	1/4個
	プロセス チーズ	313	32	6Pチーズ 2個		かき氷バー	121	83	1本
	ヨーグルト	56	179	コップ1杯	菓子類	クッキー	511	20	小2枚
	ヤクルト	77	130	2本		ショートケーキ	318	31	6号8カット の1/4
種実類	クルミ	713	14	4粒		チョコレート	551	18	板チョコ 1/3枚
	アーモンド	609	16	15粒		まんじゅう	257	39	小1個
果物	モモ	38	263	1と1/4個		せんべい	368	27	3枚
	キウイ フルーツ	51	196	中2個		ポテトチップ	541	18	1/3袋
	バナナ	93	108	1本		アメ	385	26	5粒
	いちご	31	323	中12個	飲み物	コーラ	46	217	コップ1杯
	スイカ	41	244	1/16個		オレンジ ジュース	45	222	コップ1杯
	オレンジ	42	238	2個強		缶コーヒー	38	263	ショート缶 4/5
					アルコール飲料	ビール	39	256	500mL缶 1/2
						糖質ゼロ 発泡酒	33	303	350mL缶 1本弱
						ハイボール	48	208	コップ1杯
						ワイン	68	147	ワイン グラス1/3
						日本酒	107	93	1/2合
						缶チューハイ レモン	51	196	コップ1杯

※エネルギー値については、日本食品成分表2020年版（八訂）より計算、収載がないものについては、市販食品の
栄養成分表示を参考に作成しています。

付録 2：タンパク質源になる食品のリン / タンパク質比

A　リン / タンパク質比（mg/g）の高い食品（20以上）

食品名	タンパク質	リン	リン/タンパク質比(mg/g)
卵黄	16.5	570	34.5
プロセスチーズ	22.7	730	32.2
マヨネーズ（卵黄型）	2.5	72	28.8
普通牛乳	3.3	93	28.2
ヨーグルト無糖	3.6	100	27.8
ごま（乾）	19.8	540	27.3
くり	2.8	70	25.0
うに（生）	16	390	24.4
わかさぎ	14.4	350	24.3
アーモンド	19.6	460	23.5
マヨネーズ（全卵型）	1.4	29	20.7
ロースハム	16.5	340	20.6

B　リン / タンパク質比（mg/g）がやや高い食品（15以上20未満）

食品名	タンパク質	リン	リン/タンパク質比(mg/g)
ベーコン	12.9	230	17.8
魚肉ソーセージ	11.5	200	17.4
そば（生）	9.8	170	17.3
牛肝臓（生）	19.6	330	16.8
イクラ	32.6	530	16.3
やりいか	17.6	280	15.9
落花生（炒り）	25	390	15.6
ほたて	13.5	210	15.6
油揚げ	18.2	280	15.4

C リン/タンパク質比（mg/g）が低めの食品（10未満）

食品名	タンパク質	リン	リン/タンパク質比(mg/g)
サンマ	18.1	180	9.9
マダコ	16.4	160	9.8
鶏むね皮付き	21.3	200	9.4
豚大型ロース脂身つき	19.3	180	9.3
スパゲティ（ゆで）	5.8	53	9.1
豚大型バラ脂身つき	14.4	130	9.0
和牛肩ロース生	13.8	120	8.7
鶏手羽皮つき	17.8	150	8.4
輸入牛肩ロース生	17.9	150	8.4
うどん（生）	6.1	49	8.0
中華麺（生）	8.6	66	7.7
食パン	9	68	7.6
豚ひき肉	17.7	120	6.8
鶏皮むね	9.4	63	6.7
鶏ひき肉	17.5	110	6.3
ぶり	21.4	130	6.1
さつま揚げ	12.5	70	5.6
蒸しかまぼこ	12	60	5.0
卵白	10.5	11	1.0

索引

和文

●著者プロフィール

成田崇信（なりた たかのぶ）

管理栄養士。二児の父親であり、育児経験を踏まえた著書に『管理
栄養士パパの親子の食育BOOK』、食育絵本『すごいぞ! やさいーズ』
（監修）。毎日新聞医療プレミア誌上で『健康をつくる栄養学のキホン』
連載中。ネコ派。

名取　宏（なとり ひろむ）

内科医。医学博士。医学部を卒業後、大学院、大学医学病院勤務
などを経て、現在は福岡県の市中病院に勤務。著書に『「ニセ医学」
に騙されないために』『医師が教える　最善の健康法』（内外出版
社）。ブログやTwitterでも情報発信。猫派。

今日から使える薬局栄養指導Q&A

2022年 2月10日 第1版第1刷 ©

著　　　者	成田崇信　TAKANOBU, Narita
	名取　宏　HIROMU, Natori
発　行　者	宇山閑文
発　行　所	株式会社金芳堂
	〒606-8425 京都市左京区鹿ケ谷西寺ノ前町34番地
	振替　01030-1-15605
	電話　075-751-1111（代）
	https://www.kinpodo-pub.co.jp/
組版・装丁	očyk design
印刷・製本	モリモト印刷株式会社

落丁・乱丁本は直接小社へお送りください．お取替え致します．

Printed in Japan
ISBN978-4-7653-1891-4